重庆市沙坪坝区科学技术委员会科普资助项目

健康中国行之健康科普知识进农村丛书

家庭急救知识

总主编　杜亚明　刘怀清

主　审　徐新献　刘怀清

主　编　刘祥平　杜亚明

副主编　张世焱　张丽明　杨　琴

编　委（按姓氏笔画排序）

王　驰　文　洪　卢建明　朱　伟　刘　旭

刘亚娜　江　勇　吴昌龙　陈广福　苟红兵

易宏胜　黄　辉　简晓岑　廖　林

U0391664

人民卫生出版社

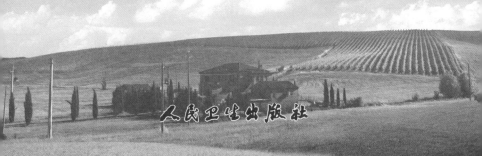

图书在版编目（CIP）数据

家庭急救知识/刘祥平,杜亚明主编.—北京:人民卫生出版社,2016

（健康中国行之健康科普知识进农村丛书）

ISBN 978-7-117-23568-6

Ⅰ.①家…　Ⅱ.①刘…②杜…　Ⅲ.①急救-基本知识　Ⅳ.①R459.7

中国版本图书馆 CIP 数据核字（2016）第 310740 号

人卫智网	**www. ipmph. com**	医学教育、学术、考试、健康,
		购书智慧智能综合服务平台
人卫官网	**www. pmph. com**	人卫官方资讯发布平台

版权所有，侵权必究！

家庭急救知识

主　　编：刘祥平　　杜亚明

出版发行：人民卫生出版社　（中继线 010-59780011）

地　　址：北京市朝阳区潘家园南里 19 号

邮　　编：100021

E - mail：pmph @ pmph. com

购书热线：010-59787592　010-59787584　010-65264830

印　　刷：三河市宏达印刷有限公司（胜利）

经　　销：新华书店

开　　本：850×1168　1/32　　印张：5.5

字　　数：97 千字

版　　次：2017 年 4 月第 1 版　2018 年 12 月第 1 版第 5 次印刷

标准书号：ISBN 978-7-117-23568-6/R · 23569

定　　价：29.00 元

打击盗版举报电话：010-59787491　E - mail：WQ @ pmph. com

（凡属印装质量问题请与本社市场营销中心联系退换）

　　《健康中国行之健康科普知识进农村丛书》是"接地气，顺趋势，应民意，长知识"之作，此丛书是针对城乡居民及广大农村留守人群的健康卫生、心理疏导、权益保障、子女教育、老年疾病防治等方面科普知识宣传教育的书籍。此书是由医学专家编写，但对健康知识讲解、切贴百姓、通俗易懂、图文并茂，兼顾了我国当前城镇农村人群健康科普知识现状而撰写，可满足广大城乡居民、农民朋友对健康知识的渴求，适用于广大基层大众阅读、推广应用。

　　2016年8月全国卫生与健康大会上，习近平总书记强调"没有全民健康，就没有全面小康"，因此启迪广大基层民众的健康思维，开启健康教育，就成为实现全民健康、提高人民大众科学素养的重要任务与责任。全民健康不仅要让基层的医疗水平普遍提高，也要以提高基层大众健康知识素养为基石；《健康中国行之健康科普知识进农村丛书》著书目的与国家卫计委践行"健康中国行——全民健康素养促进活动"不谋而合，为此次活动提供了优质而全面健康知识科普书籍。本丛书9本分册，有《常见疾病防治小妙招》《儿童常见疾病预防》《儿童卫生保健》《儿童心理疏导》《妇女卫生保健》《家庭急救知识》《老人常见病防治》《老人常见疾病的家庭康复》《老年残疾家庭护理》。本丛书知识全面具体，弘扬健康理念、传承科学思维，让普通百姓也可以拥有更多的渠道接受养生、防病、医疗方面的科学知识，贴合我国的社会发展现状、紧跟当代国人生活节奏的科普教育，必将在提高基层大众健康素养方面发挥重要的影响和作用。

王正国

中国工程院院士

2016 年 12 月 8 日

在人生长河中，疾病和意外总是与我们不期而遇！当紧急情况发生时，第一步救治措施极为重要。尤其是当发生心跳呼吸意外停止的情况下，急救过程中最有效的就是最初的4分钟，故称为"黄金4分钟"。面对这宝贵的4分钟时间，很多现场目击者因不懂得基本的急救知识而无法施救。待急救车赶到时，鲜活的生命可能已经错过了救治的最佳时机，从而造成终生遗憾。因此，编写一本适合指导现场目击者或家庭成员实施紧急救治的科普书籍具有十分重要的意义。

本书以贴近百姓生活为特色，以科学性、通俗性、可读性、可操作性为指导原则，力求通俗明白地告诉您在急救医生到来之前应该怎么办。编写过程中我们尽量采用浅显易懂、图文并茂的形式，从家庭急救基本常识和技术、常见家庭急症急救、常见家庭意外伤害急救三个方面进行介绍，让您能够比较轻松地掌握家庭急救基本知识。当疾病和意外伤害到来时，您就可以从容、科学地进行救治，为一些危急重患者争得急救的"黄金"时间，这对于减少或避免死亡与残疾，意义重大。

人人学急救，急救为人人。学习和实践急救，不仅可以挽救生命，还可以传播仁爱之心，促进社会和谐。相信读者如能细细阅读，将会受益无穷。

刘祥平　杜亚明

2016 年 11 月

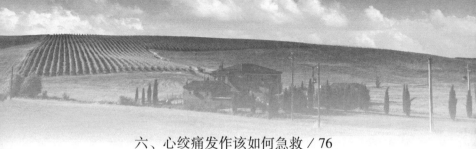

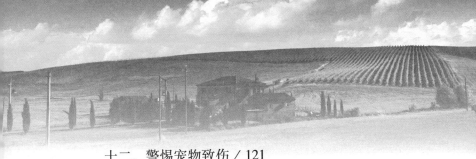

第一章

家庭急救基础

一、你知道家里隐藏的危险吗

1. 燃气的危险——中毒、火灾、爆炸

生活中常用的燃气包括天然气、瓦斯、沼气等，其危险在于如果操作不当会使人中毒，严重者甚至引发火灾、爆炸，导致屋毁人亡。

预防：

（1）洗澡、烧饭菜等使用燃气时，保持窗户开启，通风良好。

（2）使用燃气炉灶时，切记不要走开，因汤水溢出扑灭火苗而导致燃气泄漏，或因烧干锅具引发火灾的事故时有发生。

（3）选择安全性炉灶，即遇到熄火会自动切断燃气供应的灶具。

（4）燃气热水器必须具有强制排气功能，排气管要确保连通到室外，并且定期检查，保证排气管畅通。

（5）每年检查燃气通路，阀门及管道是否漏气，老化的橡胶输气管要及时更换。

（6）怀疑燃气泄漏时，应立即打开门窗，并关闭气阀和炉具开关，此时不要开关室内任何电器或使用室内电话及手机；发现邻居家燃气泄漏应敲门通知，不可使用门铃。

2. 柴炉、煤炉的危险——中毒、火灾

在使用柴炉、煤炉时，如通风不好，可因燃烧不全的产物一氧化碳浓度急剧升高，造成煤气中毒。因为一氧化碳是无色、无味的气体，有"沉默的杀手"之称。

预防：

（1）使用煤火取暖的居民务必提高自我防护意识，要时常检查清理烟道，已经燃烧过的煤一定要及时移至室外。

（2）使用土暖气的用户一定要把锅炉放在通风良好的室外，并与居室做好隔离，防止串烟。

（3）屋内使用小煤炉、炭盆、铁桶等器具取暖极易造成煤气中毒。

（4）建议购买一氧化碳报警器置于取暖室内，当超过安全值范围时，就会提醒家人及时开窗通风。

3. 家用电器的危险——触电、火灾

电源插座、电线、家电的老化，接地或防护不良，

2

以及总功率超载等容易造成触电或者引发火灾。

预防：

对于超龄家电，应当及时淘汰。在一般家庭平均强度使用条件下（不包括长时间停用和超强度使用），可供参考的安全使用年限电视机为 8 ~10 年，电冰箱为 12 ~16 年，洗衣机 8 年，空调 8 ~10 年，电脑则是6 年。

4. 家庭热源的危险——烧烫伤

常见的家庭热源如热汤、热油、热水瓶、水壶、饮水机、火炉、熨斗等，其危险在于烧烫伤。烧伤外科就诊的患者中，差不多有一半以上的患者是家庭烧烫伤，而在这些患者中有 80％是小儿的开水烫伤。

预防：

（1）不要坐在灌满开水的热水袋上，热水袋破裂会造成严重烫伤。

（2）给孩子喂热的食物时要先试温度。

（3）给孩子洗澡时先加冷水，后加热水。

（4）注意把热水壶、饮水机等热源放在避开小孩容易接触的地方。

（5）家里吃汤锅、火锅要特别小心烫伤。

5. 发生跌伤、碰伤、坠落伤意外的危险

对小孩来说，阳台、门窗、楼梯、客厅桌角、地板栏杆、浴室等地是危险的地方。高层楼房逐年增多，

3

有的阳台、门窗、楼梯缺乏保护装置，儿童坠落事故有增多趋势。小儿好奇心强，喜欢爬高，有的父母没有防护意识，常常让其独自玩耍，还有的父母外出将小儿反锁房中，孩子由于恐惧由阳台或窗口翻出造成坠落。

6. 农药中毒

常用的农药包括杀虫剂、杀菌剂、杀螨剂、杀线虫剂、杀鼠剂、除草剂、脱叶剂、植物生长调节剂等。

农药是有毒品，必须存放要安全（如专门的箱柜里），农药容器上要有明显的标签。随意的摆放可能导致误服农药中毒，尤其是小孩。

7. 家庭装修期间的危险

通道狭小，灯光太暗或者太刺眼，各种危险物品杂乱摆放，地板湿滑等等都容易使人受伤。

二、哪些情况下应该立即去医院

4

凡是急性疾病，慢性疾病急性发作，急性创伤，异物进入体内给人体造成极度痛苦或生命处于危险状态的情况下都应该立即去医院。比如：

（1）急性发热，体温超过38℃以上。

（2）发生严重喘累、呼吸困难者。

（3）各种急性出血。

（4）昏迷。

（5）严重高血压。

（6）疑似心脏病发作。

（7）疑似发生脑中风者。

（8）急性排尿、排便异常。

（9）急性腹痛。

（10）癫痫发作。

（11）急性外伤、烧伤。

（12）急性中毒、电击、溺水等。

三、怎样拨打急救电话

我国统一的医疗免费急救电话号码是"120"，24小时均可随时拨打。您只需要拨打"120"即可与当地急救中心接通，救护车和急救人员会以最快的速度赶到你的身边。

急救医护人员在接诊的过程中，常发现很多朋友不会正确拨打"120"急救电话，耽误了患者救治的黄金时间。那么，怎样拨打"120"急救电话呢？

拨打"120"急救电话一定要说清楚的四要点。

1. 讲清伤病情况

患者目前最危急的状况，如昏倒在地、心前区剧痛、呼吸困难、大出血等，发病的时间、过程，用药情况等相关因素；意外伤害要说清伤害的性质，如触电、溺水、中毒、交通事故，以及大致受伤人数、伤情。

2. 讲清现场位置

在什么地方，怎么走，靠在哪个显著建筑的什么方向，大概有多远。

3. 约定联系方式

与什么人联系？及联系电话是多少？

4. 约定等车地点

迎接120急救车的地点应选择路口、公交车站、大的建筑物等有明显标志处；求助者应当提前到达约定地点，见到救护车时主动挥手示意。

温馨提示

● "120"急救电话是受法律保护的公共资源，在您不需要时不要拨打"120"，恶意骚扰、占用"120"急救电话是违法行为！

● 医疗急救转送的就近抢救原则，即危重患者就近转送，就近抢救。

● 医疗急救转送的专科专治原则，即根据病情送到具有专科治疗能力的医院。

● 医疗急救转送的患者及家属自愿原则，即根据患者及家属的要求送相关医院。

四、学会测量生命体征

　　体温、脉搏、呼吸和血压是我们人体生命活动的外在反应，是判断人体健康状态的基本指标，所以在医学上又称之为基本生命体征。一般情况下这些生命体征相对稳定在一定范围，在发生疾病或受到创伤的情况下，人体体温、脉搏、呼吸和血压就会出现异常变化，并随病情轻重演变过程而动态变化。

1. 体温的测量

　　正常人的体温保持在相对恒定的状态，在 36 ～ 37℃左右，可因测量方法不同略有差异，在 24 小时内人体温度会因为运动、劳动、进食等而稍有波动，但一般波动范围不超过 1℃。测量体温的常规方法有腋测法、口测法和肛测法，近年来还出现了耳测法和额测法，所用体温计有水银体温计、电子体温计和红外线体温计，家庭可以选择备用。

　　（1）腋测法：擦去腋窝的汗液，将水银体温计头端置于腋窝深处，屈臂夹紧，10 分钟后取出读数。正常值为 36 ～37℃。这种方法操作简便，读数准确可靠，是目前大家所熟知的传统体温测量方法。

　　（2）口测法：将消毒后的体温计头端置于患者舌下，让其紧闭口唇，5 分钟后取出读数。正常值为 36.3 ～37.2℃。

（3）肛测法：让患者侧卧，将肛门体温计头端涂以润滑剂，慢慢插入肛门内达体温计长度的一半为止，5分钟后取出读数。正常值为36.5~37.7℃。这种方法所测体温更加准确稳定，多用于婴幼儿及神志不清者。

（4）耳测法：耳测法是应用红外线耳式体温计，测量鼓膜的温度，此法多用于婴幼儿。额测法是应用红外线体温计，测量额头皮肤温度，这两种方法的结果误差偏大，适合于发热的筛查。

（5）发热的判断

通常以口腔温度为标准，将发热分为：

低热：37.3~38℃；

中等度热：38.1~39℃；

高热：39.1~41℃；

超高热：41℃以上。

温馨提示

● 使用水银体温计测体温前先将水银柱甩到35℃以下，否则测量结果会偏高；腋测法如不能夹紧体温计，测量结果会偏低。

2. 怎样测量脉搏

正常成人在安静、清醒的情况下脉搏为每分钟60~100次，低于60次称为心动过缓，超过100次称为心动过快。正常人脉搏节奏快慢是有规律的，如果脉搏忽快忽慢，或者时有时无，这叫心律不齐。要是经常出现这种现象，应去医院检查诊治。

一般老人脉搏偏慢，女性稍快，儿童较快。有的健康成年人脉搏有时也会低于每分钟 60 次，尤其是经过耐力训练的运动员，心肌变得粗壮有力，心脏收缩力提高了，心脏每次射血量也随之增加，所以在安静的情况下心跳的次数就会低于每分钟 60 次。体力活动或情绪激动时，脉搏可暂时增快，发烧时脉搏也增快。一般是体温每升高 1℃，脉搏就增加 10 ~ 20 次/分钟。

(1) 脉搏的测量方法

1) 人工测量：测脉搏可在手腕掌面外侧的桡动脉进行，也可测量颈部的颈总动脉或腹股沟的股动脉，乳儿可以直接把手放在心前区检查，计数 1 分钟。在测量脉搏之前，要先让患者安静休息一会儿，避免过度兴奋及活动，影响脉搏的准确性。

2) 电子测量：采用便携式脉搏血氧仪安放于具有动脉血流而厚度适中的部位，如手指、脚趾、额头、耳垂等，数秒钟即可读数。脉搏血氧仪可以读取脉搏数值，还可以测量动脉血氧饱和度（SPO_2），这个指标用于判断患者血液中有无缺氧，一般认为动脉血氧饱和度正常应不低于94%，如果低于90%说明患者已经处于低氧状态。

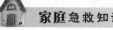

3. 怎样数呼吸次数

呼吸时，胸廓、腹壁呈均匀，平稳有节律地起伏运动。正常人平静呼吸时，每分钟呼吸次数为 12 ~20 次，小儿较快，老人稍慢。成年人呼吸每分钟超过 24 次，称为呼吸过速；每分钟少于 12 次，则为呼吸过缓。呼吸过快或过慢，以及呼吸没有规律都是不正常现象，往往提示患者存在危及生命的疾病，随时有生命危险。

呼吸的测量方法：一次呼气、一次吸气合起来称为一次呼吸。正确的测量方法是让被检查人保持安静，避免精神紧张。检查者用眼观察呼吸动作的过程，数 1 分钟呼吸的次数。可观察被检查者呼吸时胸部或腹部的起伏次数，也可观察鼻翼翕动次数。检查呼吸时，除了观察呼吸动作的次数外，也要注意被检查者呼吸的深浅。

4. 血压的测量

常用的血压测量仪器有水银柱式血压计和电子血压计。由于电子血压计的操作相对传统的水银柱式血压计要简单得多，对测量人员的技术要求不高，测量结果的误差较小，具有较好的可重复性，因而更加推荐使用，同时也是家庭血压监测方法的发展方向。

（1）选择合适的血压计：建议首先选择电子血压计，如果使用传统的水银柱式血压计，要注意袖带宽度能够达到被测量者上臂长度的 2/3，如果袖带太窄，测得的血压值偏高。

（2）环境条件对测压的结果影响很大

一般要求患者在安静、温度适宜的环境里休息5～10分钟后测量血压，所测结果最能代表患者真实血压。如果在紧张、剧烈疼痛、剧烈运动、胀尿、喝刺激性饮料等情况下所测血压通常会偏高。

（3）测压姿势的要求

坐位或卧位都可以，脱掉厚的衣物，使被测上肢部位裸露，并保持测量部位在心脏水平高度。

（4）血压水平的定义和分类（见表1-1）

表1-1　血压水平的定义和分类

类别	收缩压（mmHg）	舒张压（mmHg）
正常血压	<120	<80
正常高值	120～139	80～89
高血压：		
1级高血压（轻度）	140～159	90～99
2级高血压（中度）	160～179	100～109
3级高血压（重度）	≥180	≥110
单纯收缩期高血压	≥140	<90

11

温馨提示

● 电子血压计需要通过有关部门定期根据国际标准进行校验，最好每6个月进行一次。经过校验的电子血压计，较水银血压计更加可靠。

五、你会热敷吗

1. 热敷的作用

善用热敷，可以达到消炎、止痛、降温和保暖的效果。

2. 热敷的方式

干热法：这是用热水袋热敷的方法：将 60～70℃ 的热水灌于热水袋中，旋紧袋口，将热水袋装入布套或用布包好敷于患处，一般每次热敷 20～30 分钟，每日 3～4 次。亦可用其他水壶（注意用毛巾包好），或用炒热的食盐或米或沙子装入布袋来代替热水袋。常用于缓解肌肉痉挛、减轻疼痛及保暖。

湿热法：把两块小毛巾或纱布浸在热水盆内，轮流取出并拧至半干，敷于患处，上面可盖上棉垫，以免热气散失，大约每 5 分钟更换一次，总计 20～30 分钟。每日可敷 3～4 次。常用于消炎、镇痛。

3. 哪些情况下可以采用热敷

（1）各种慢性疼痛。

（2）肌肉、韧带拉伤恢复期。

（3）肌肉痉挛引起疼痛。

（4）痛经等。

温馨提示

● 热敷时要注意防止烫伤，如热敷部位皮肤发红起泡，应立即冷水浸泡或冲淋。

● 对于昏迷的患者，不能热敷。

● 糖尿病导致四肢皮肤麻木的患者，不能热敷。

● 截瘫的患者，不能热敷。

● 手术后麻醉还未完全恢复的患者，不能热敷。

● 当急性腹痛如急性阑尾炎，感染化脓病灶，不能热敷。

● 关节、韧带、肌腱、肌肉扭伤早期，不能热敷。

六、你会冷敷吗

1. 冷敷的作用

冷敷的作用是散热、降温、止血、止痛及防止肿胀。冷敷主要是使局部温度降低，血管收缩，减轻炎症和充血，并能够很好地抑制痛觉神经，使疼痛减轻，缓解肌肉痉挛。对于高烧的患者，冷敷患者头额、颈后、腋窝及腹股沟等部位可以有效降温。

2. 冷敷的方法

一种是用冰袋冷敷，在冰袋（没有冰袋时，用塑

13

料袋也行）里装入半袋或三分之一袋碎冰或冷水，把袋内的空气排出，封闭袋口即可使用。另一种冷敷法是用毛巾或敷料在冷水或冰水内浸湿，拧干后直接敷在患处，最好用两块毛巾交替使用。冷敷时要暴露需要冷敷的部位，保持体位舒展，每次冷敷大约20～30分钟。冷敷结束后，要擦干冷敷部位的皮肤。

3. 哪些情况下可以采用冷敷

（1）关节扭伤，肌肉、韧带的急性拉伤，首选冷敷。

（2）轻度烧伤。

（3）高烧时，冷敷额、颈、腋窝、腹股沟等部位。

（4）中暑时，冷敷头部、四肢。

（5）外伤出血，冷敷患处。

（6）鼻出血，冷敷前额及鼻部。

（7）牙痛及拔牙术后，冷敷面颊部。

（8）急性咽喉肿痛，冷敷颈部。

（9）痛风发作时，冷敷疼痛部位。

14

温馨提示

● 冷敷时，如果感到不适或疼痛加重，或皮肤异常，应停止冷敷。

● 每次冷敷时间不宜过长，一般在30分钟以内。冷敷时间过长会导致局部缺血，严重时可发生皮肤坏死。

七、家庭必备的急救箱

现代家庭中都会有一个小小急救箱，以备不时之需。还别说，有了这样的一个急救箱，一般家庭生活中常见的小伤、小病，自然是得心应手。一旦发生意外或灾害，还可用应急包中的物品进行自救与互救，保证您和家人的安全。

那么，家庭急救箱里配些什么急救用品合适呢？这是大家都很关心的问题。

1. 常用器具类

如手套、口罩、血压计、体温计、医用镊子、剪刀等，也可配备逃生绳、锤子、钳子和手电筒等。

2. 常用药品类

（1）外用药：生理盐水（冲洗伤口用）、碘伏、酒精、抗生素药膏、伤湿止痛膏等。

（2）内服药：解热退烧药、感冒药、镇痛药、抗过敏、防晕车和助消化等类型的。

抗生素药膏如金霉素软膏、红霉素软膏，用于膝盖、肘关节擦伤等情况，以保护外露的内层皮肤。

抗过敏药如扑尔敏、息斯敏、苯海拉明等。

镇痛药如阿司匹林、去痛片、消炎痛等，用于缓解轻度至中度疼痛，如头痛、关节痛、牙痛、肌肉痛、

15

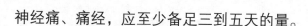

神经痛、痛经，应至少备足三到五天的量。

3. 常用包扎类物品

卡扣式止血带、三角巾、创可贴、消毒纱布、敷料、消毒棉签、绷带或弹力绷带、胶布。卡扣式止血带用于肢体出血的结扎止血，缠绕上臂或大腿根部，抽紧加压可实现止血目的。必要时也可用干净毛巾代替敷料。

温馨提示

● 如果您的家人中有各种慢性病、心脏病等，还要针对个别情况补充急救箱，如抗心绞痛的药物硝酸甘油，麝香保心丸。

● 此外，还应根据季节来配备，春天备些抗过敏药，夏季备些中暑及防蚊虫叮咬药，秋天备些止泻药，冬季备些防治感冒、哮喘、胃病的药品。

● 特别要注意家庭急救箱里的药物每3~6个月应清理1次，及时补充用完的物品和药品，更换过期或即将过期的药品，更换受潮、变色的药品。

八、外伤出血如何止

一个成人身体中血液约占人体体重的8%，平均约为4~5L，失血过多会发生休克，危及生命。因此只要发现有活动性出血，就要立即止血。

外伤出血分内出血与外出血两种。

内出血隐藏在人体内部，在体表看不到，病情多复杂，常常危及生命，需要紧急送医院治疗，但有时候往往因为看不见出血而大意，延误了急救的黄金时间。外出血是皮肤完整性被损伤破坏以后，血液流出体表。

下面给大家介绍几种简便易行的外出血现场止血方法。

1．指压止血的方法

指压止血是在伤口的靠近人体心脏的一端，找到跳动的血管，用手指紧紧压住即可。优点是方便快捷，缺点是不太能持久。

（1）指压颞浅动脉：在耳前附近摸到动脉搏动，手指用力压迫就能止住额头及附近皮肤裂伤后的出血。

（2）指压面动脉：用于止住下颌与颜面部的出血，在下颌角的附近摸到动脉搏动，手指用力压迫即可。

（3）指压颈动脉：遇到头、颈、面部大出血，指压颞浅动脉、面动脉往往就难以奏效了。这时候就可以压迫伤侧颈部的大血管——颈动脉，以减少出血。颈动脉位于食管和气管的两侧，左右各一，很容易摸到的（图1-1）。

17

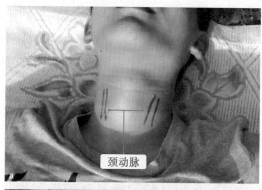

颈动脉

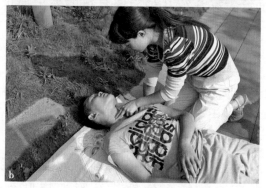

图1-1　颈动脉指压止血法

温馨提示

● 不能压迫气管，一定得保证气道是畅通的。

● 不能同时压迫两侧颈动脉，不然会使大脑严重缺血。

（4）指压腋动脉：用于止住上肢部位的出血，在腋窝摸到动脉搏动，手指用力压迫即可止血（图1-2）。

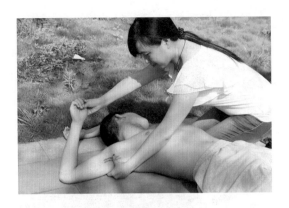

图1-2　腋动脉指压止血法

（5）指压尺动脉、桡动脉：用于止住手部的出血，在手腕的两侧可以分别摸到动脉搏动，同时予以压迫即可止血（图1-3）。

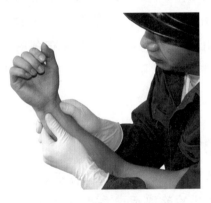

图1-3　尺动脉、桡动脉指压止血法

（6）指压股动脉：用于止住下肢的出血。股动脉的位置在大腿的根部，腹股沟中点部位下方大约一横指的地方，摸到动脉搏动用力压迫就能止住同侧下肢

19

的出血（图1-4）。

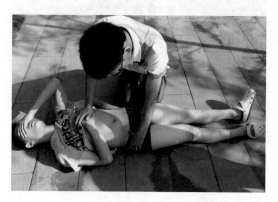

图1-4　股动脉指压止血法

2. 加压包扎止血的方法

先用无菌敷料或清洁的纱布、棉花、毛巾、布单等日常物品盖住伤口，再拿绷带、三角巾（家里没有绷带、三角巾的话也可用毛巾或布条等代替）稍微用力加压缠绕包扎（图1-5），一般损伤出血就可以止住了。

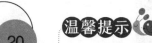温馨提示

- 注意覆盖物的厚度最好在3～5cm为宜。
- 包扎的范围至少要超过损伤创面5cm。
- 包扎时各层敷料要铺平，缠绕时应均匀加压。

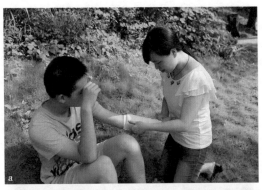

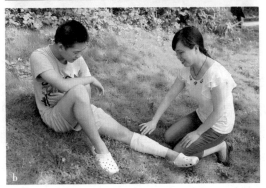

图1-5　加压包扎止血法

3. 加垫屈肢止血的方法

当腋窝、肘窝或腘窝部位的皮肤受伤出血时，如果患者关节活动是正常的，可以采用大小合适的敷料垫子（可用毛巾垫或布垫代替）放在关节处，然后屈曲关节使伤处受压止血，然后用绷带或布条扎紧，便可以持续有效止血（图1-6）。

21

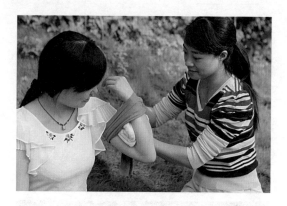

图1-6　加垫屈肢止血法

4. 填塞止血的方法

如果伤口很深很大、出血迅猛，用前面介绍的方法往往难以有效止住，该怎么办呢？这种情况下最有效的办法就是用无菌棉垫、纱布或家里清洁的毛巾、棉布等物紧紧填塞进伤口内，再按照加压包扎止血的方法进行包扎。

5. 止血带止血的方法

也有的情况下即使采用了压迫、填塞的方法，可能还是不能止血，这种情况往往是比较大的动脉血管破裂，由于压力过高，远远高于局部止血施加的压力，以至于继续出血不止，这时候可以采用止血带止血。

止血带止血是用于四肢大出血急救时简单、有效的止血方法，它通过压迫受伤肢体上方的动脉血管阻断血流而达到止血目的。止血带只能用于四肢出血，绝不要捆扎头部、颈部或躯干部。

上止血带的位置：止血带绑扎位置应在伤口的上方（近心端），以上臂的上三分之一和大腿上中部为好，小腿和前臂不能上止血带，因为该处有两根骨头，血管正好走在两骨头之间，上止血带无法压迫血管。上臂的中三分之一部位亦不能上止血带，因为可能引起神经损伤而导致瘫痪。

上肢出血——压迫肱动脉，上臂上三分之一处。

下肢出血——压迫股动脉，大腿上中部。

家庭中可以选择以下止血带进行止血。

（1）利用橡皮条止血：准备长60cm左右的橡皮条（或橡皮管）一根。在准备上止血带的部位用毛巾缠绕肢体一圈，作为衬垫保护皮肤，以减少不适感，避免损伤神经或者肌肉。以一手拿好橡皮条止血带的一端，另一手用力拉紧止血带缠绕2~3圈打结固定（图1-7）。上好止血带后，该肢体远端的动脉搏动消失说明止血有效。

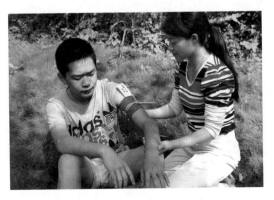

图1-7 橡皮止血带止血法

（2）绞紧止血法：准备宽 5～10cm 的布带（绷带、领带、布条均可）一根，长度以能缠绕止血部位 2 周为宜；长 15cm 左右细棍棒或笔一根。在准备上止血带的部位用毛巾绕肢体一圈作为衬垫（如果被迫使用更窄的绳索的话，必须垫上多层的衬垫，以减少不适感），用布带在衬垫上围绕一圈后打一活结，把细棍棒从止血带的外圈下穿过，提起后绞紧，直至出血停止，将棍棒一头穿入活结，活结抽紧后固定（图 1-8）。

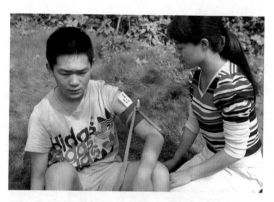

图1-8　绞紧止血法

（3）卡扣式止血带止血法：卡扣式止血带由塑料扣和弹性带两部分组成。它是一种新型的止血带（图 1-9）。它由塑料扣直接固定，固定后也不易松开，因此使用起来更方便、可靠，推荐在家庭急救箱中准备一只，以备不时之需。

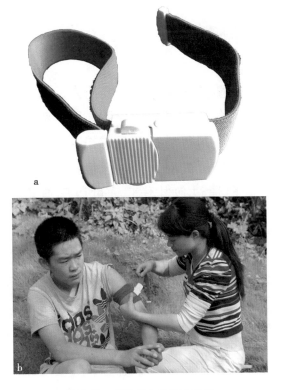

图1-9　卡扣式止血带止血法

25

温馨提示

● 要记好上止血带的时间，并每隔 1 小时要放松 1~2 分钟。上止血带时间过久会导致肢体坏死，尤其在慌乱的急救期间很容易忘记放松止血带，这样的惨痛教训经常有发生。

● 将标记牌放在显眼的位置，不要遮住捆扎在肢体上的止血带。

九、伤口包扎的技巧

伤口是细菌侵入人体的主要门户，如果伤口被细菌污染，就可能引起感染、化脓、败血症，甚至并发气性坏疽、破伤风等特殊严重感染，危及生命。所以在受伤以后一定要先对伤口进行包扎，以保护伤口避免污染，同时通过包扎伤口，可以压迫止血、减少疼痛。

1. 包扎的作用

快速止血；保护伤口免受再次污染或损伤；减轻疼痛。

2. 包扎的材料

最常用的是绷带和三角巾。如果家里没有绷带、三角巾，也可用干净的毛巾、布条等代替。

3. 包扎的步骤

（1）有效止血。

（2）适当清洁伤口：如伤口周围皮肤太脏，最好先用清水洗净，然后用消毒液（家庭常备用碘伏消毒液）消毒伤口周围皮肤。消毒伤口周围的皮肤时要由内往外消，逐渐扩大消毒范围，避免伤口污染。如用碘酒消毒，必须再用酒精脱碘，避免碘酒灼伤皮肤。应注意消毒剂不可直接涂抹在伤口上。伤口部位宜用

26

生理盐水进行冲洗。

（3）用敷料保护伤口：用无菌纱布或敷料完全覆盖保护（现场如没有也可以用清洁毛巾、棉布类代替）；如果需要加压包扎止血，覆盖物的厚度最好在3~5cm，出血不多的情况下敷料厚度可在1~2cm；覆盖的范围至少要超过损伤创面5cm。

（4）包扎：用绷带、三角巾（或者毛巾、布条等）进行缠绕包扎。

温馨提示

● 包扎的动作要迅速准确，不能加重疼痛和出血。

● 最好用消毒的敷料覆盖伤口，紧急时也可用清洁的布片。

● 包扎四肢时，手指或脚趾最好露在外面，以方便观察是否缺血。

27

4. 如何利用三角巾进行包扎

三角巾操作简单，使用方便，包扎面积大，尤其适合对肩部、胸部、腹股沟部和臀部等不好包扎的部位进行包扎。

三角巾用途广泛，还可作为固定夹板、敷料，悬吊手臂，代替止血带使用。如果家庭中没有三角巾可以自己制作。三角巾的制作很简单，用一米见方的布，沿一条对角线剪开即为两张三角巾。

（1）三角巾折叠使用方法：三角巾带状折叠法，就是将三角巾折叠为宽窄不同的带子，可用来固定敷料、夹板和肢体等。

三角巾环形垫折叠法，可用于保护脱出的人体组织或刺入身体的锐器。

（2）三角巾头部帽式包扎法：先把三角巾底边折叠约两横指宽，把底边的中部放在前额，两底角接到头的后方相互交叉打结，再绕至前额打结（图1-10）。

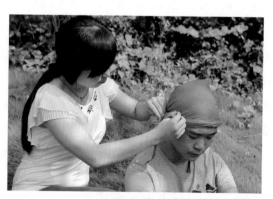

图1-10　三角巾头部帽式包扎法

（3）三角巾腹部及会阴包扎法：将三角巾底边包绕腰部打结，顶角兜住会阴部在臀部打结固定。或将两条三角巾顶角打结，连接结放在患者腰部正中，上面两端围腰打结，下面两端分别缠绕两大腿根部并与相对底边打结（图1-11）。

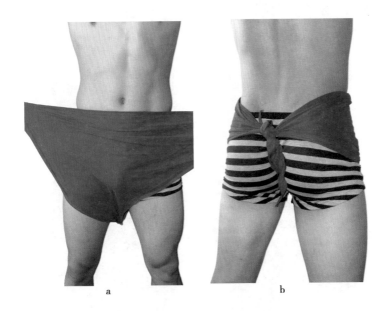

图1-11　下腹及会阴部三角巾包扎法

（4）三角巾单侧臀部包扎法：将三角巾置于大腿外侧，中间对着大腿根部，将顶角系带围绕缠扎，然后将下边角翻上拉至健侧骨盆最高处与前角打结（图1-12）。

（5）手部包扎法：将受伤手平放在三角巾中央，手指指向三角巾的顶角，底边横于腕部，再把顶角折回拉到手背上面，然后把左右两底角在手掌或手背交叉地向上拉到手腕的左右两侧缠绕打结。

（6）膝部包扎法：根据伤情把三角巾折叠成适当

宽度的带状巾，将带的中段斜放在伤部其两端分别压住上下两边，两端于膝后交叉，一端向上，一端向下，环绕包扎，在膝后打结（图1-13）。

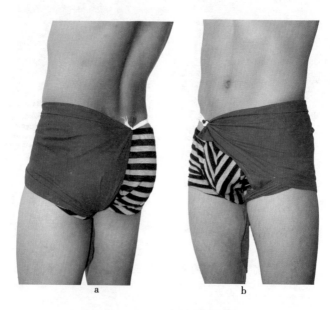

图 1-12 三角巾单侧臀部包扎法

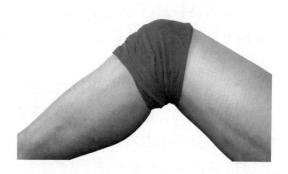

图 1-13 三角巾的膝部包扎法

（7）小腿及以下部位包扎法（图1-14）

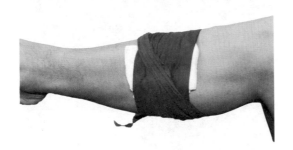

图1-14　三角巾的小腿及以下部位包扎法

（8）三角巾悬吊手臂：三角巾的底边与身体平行，将一端放在肩膀，另一端由胸前往下垂；三角中的直角端放在伤肢的肘关节外侧；将三角巾下垂的一端拉起，盖过受伤侧的肩膀，两端在颈后打结（图1-15）。

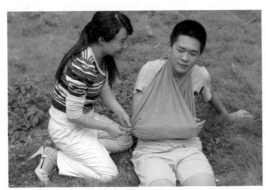

a前臂损伤三角巾悬吊

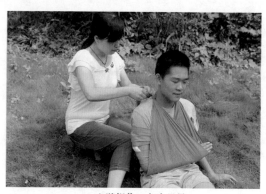

b 上臂损伤三角巾悬吊

图 1-15　三角巾悬吊手臂

5. 绷带的使用方法

绷带的基本包扎方法包括三种：环形包扎、螺旋形包扎、8 字形包扎。

（1）绷带环形包扎法：包扎时把带头斜放，用力压住，将卷带绕受伤部位包扎一圈后，把带头的小角反折，压在上面再环型缠绕数圈，每圈盖住前一圈。此法适用于包扎身体粗细均匀的部位，或在其他各种包扎法时，用此法缠绕两圈，以固定绷带的始、末两端（图 1-16）。

（2）绷带螺旋形包扎法：包扎时以环形包扎法开始，然后将卷带向上斜形缠绕呈螺旋状，后一圈盖住前一

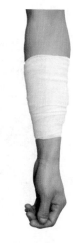

图 1-16　环形
包扎法

圈的二分之一至三分之一，最后以环形包扎两、三圈结束。此法多用于包扎肢体上、下周径即肢体粗细相差不多的部位，如四肢（图1-17）。

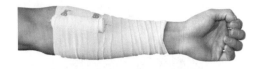

图1-17　螺旋形包扎法

（3）绷带8字形包扎法：此法用于关节部位。先将绷带由下而上缠绕，再由上而下成"8"字形来回缠绕（图1-18）。

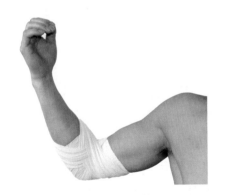

图1-18　8字形包扎法

（4）眼部受伤后的绷带包扎法（图1-19）

（5）关节部位受伤后的绷带包扎法：包括肘关节、膝关节、足跟的包扎，常用8字形包扎法。

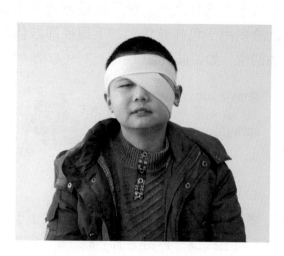

图1-19　眼部包扎法

6. 特殊创伤的包扎

（1）头颅损伤后脑组织膨出如何包扎：遇有脑组织从伤口膨出，最重要的是妥善保护，不要压迫。可以选用干净的碗状物罩住膨胀露出的脑组织，要加以保护，固定妥当，再行包扎（图1-20）。

（2）腹部受伤后内脏脱出如何包扎：当腹部受到严重撞击或刺伤时，腹腔内的器官如小肠、结肠可能脱出体外，这时不要将其脱出的内脏压回腹腔内，否则会加重腹腔污染，可用干净的碗状物罩住膨出物予以保护，再进行包扎。患者采用仰卧或半卧，下肢弯曲的体位（图1-21）。

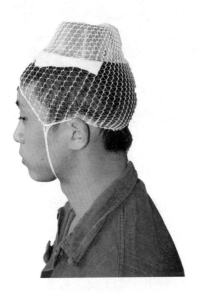

图 1-20 开放性颅脑损伤包扎法

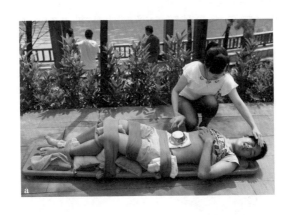

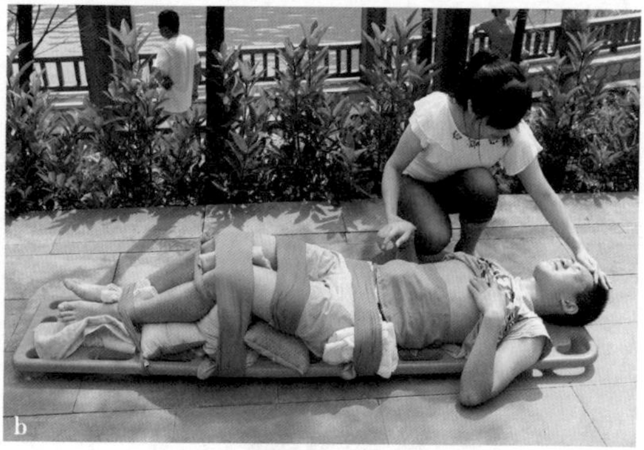

图 1-21　腹部内脏脱出包扎法

(3) 异物刺入体内后该如何进行包扎处理：对刺入人体内的异物一定不要盲目拔出，这类创伤大多需要在严密观察和充分的准备下进行手术取出。在现场，如果刺入异物露在外面的部分过长，可想办法将露在外面过长的部分断掉，以便于固定和搬运。固定的方法是：先将两块棉垫或替代品安放在异物周围，使其不摇晃，然后用绷带或三角巾包扎固定送医院处理（图 1-22）。

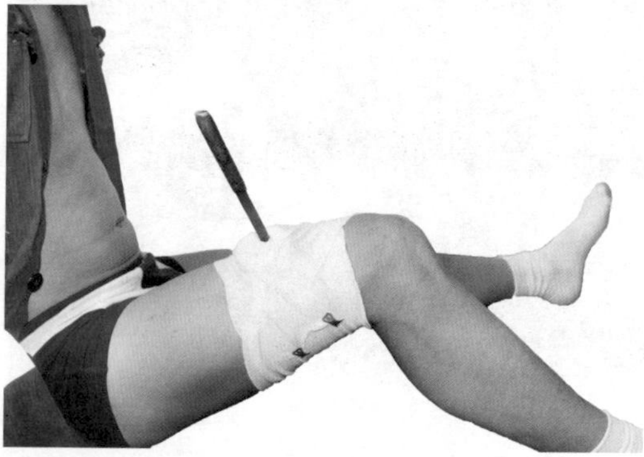

图 1-22　异物刺入体内的包扎法

十、骨折的现场固定处理

所谓骨折，就是指骨头或骨头的结构完全或部分断裂。骨质完全断裂称为完全骨折，骨质未完全断裂称为不完全骨折。骨折处没有皮肤或黏膜破裂，骨折断端与外界不相通称为闭合性骨折。骨折处有皮肤破裂，与外界相通称为开放性骨折。

骨折是一种非常常见的骨科疾病，骨折发生后会给患者带来很多不便。骨折后患者最先表现出来的症状无疑是疼痛，尤其是当移动受伤的部位时，患者会感到无法忍受的剧烈疼痛，当得到妥善处置和固定后，疼痛减轻，但在摸到时还是会出现压痛。骨折的其他症状包括局部出血肿胀、骨折局部畸形、运动功能丧失等。

1. 为什么要固定骨折

（1）骨折发生后，必须进行简单固定处理，以防在送往医院途中骨折部位反复活动移位，导致血管、神经的二次损伤。

（2）避免在搬运与运送过程中增加受伤者的痛苦。

2. 骨折固定需要哪些材料

（1）夹板：有各种宽度和长度专用制式夹板，主要以木质材料制成，特别适合伤肢固定。当现场没有定型夹板时，可用木板、木棒、树枝、竹片等代替夹板，上肢可利用厚纸板、杂志等折叠后进行固定。上述材料都不能取得时，下肢伤后可与对侧肢体固定，上肢可与胸壁固定，尽快送往医院救治。

（2）衬垫：用毛巾、棉布或棉花作为人体与夹板之间的衬垫，以保护皮肤，减轻不适。

（3）绷带：绷带是用来绑夹板的，也可用折叠的三角巾、布带等有一定宽度的条状物进行捆绑。不可用过于细、窄的绳索代替，尤其不能使用铁丝之类的东西。

3. 上臂骨折的固定

（1）夹板固定：患者手臂屈肘 90°，用两块夹板固定伤处，一块放在上臂内侧，另一块放在外侧，然后用绷带固定。如果只有一块夹板，则将夹板放在外侧进行固定。固定好后，用绷带或三角巾悬吊伤肢（图 1-23）。

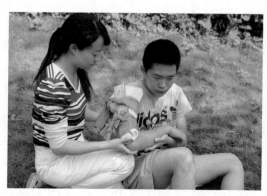

图 1-23　上臂骨折的夹板固定

（2）躯干固定：现场无夹板时，可用宽约 15cm 的布带或折叠成带状的三角巾进行躯干固定。布带中央正对骨折处，两端绕至对侧腋下打结，将上臂固定在躯干上（图 1-24）。屈肘 90 度，再用三角巾（绷带、布带也可）将前臂悬吊胸前。

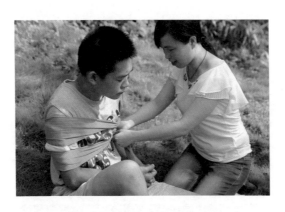

图 1-24　上臂骨折的躯干固定

4. 前臂骨折的固定

（1）夹板固定法：取两块长短适当的夹板（由肘至手心），垫以柔软衬物，将两块夹板分别放在前臂掌侧和背侧（只有一块夹板时放在前臂手掌的背侧，如果没有夹板，可利用报纸或杂志折叠代替），并在手心放棉花等柔软物，让伤员握住，使腕稍向背屈，再用绷带（三角巾或布条）上下两端捆绑固定。固定好后，将伤肢肘关节部位屈曲成 90°，用三角巾或绷带悬吊伤肢（图 1-25）。

（2）上衣固定：利用伤员身穿的上衣固定。将伤臂屈曲贴于胸前，把手放在第三、四钮扣间的前衣襟内，再将伤侧衣襟向外翻，反折上提，在衣襟角剪一小孔，挂在第一、二钮扣上，再用三角巾（绷带、布带也可）经肘关节上方绕胸部一周打结固定。

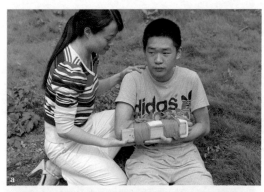

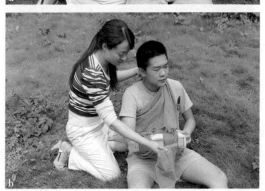

图 1-25　前臂骨折的固定

5. 大腿骨折的固定

（1）夹板固定：伤员仰卧，伤腿伸直位。用两块夹板放于大腿内、外侧。外侧夹板的长度由腋窝到足跟，内侧由大腿根部到足跟（只有一块夹板则放到外侧），将健肢靠向伤肢，使两下肢并列，两脚对齐。夹板与皮肤接触部位加衬垫，用五至七条三角巾或布带将骨折上下两端先固定，然后分别在腋下，腰部及膝、踝关节等处扎牢固定（图1-26）。固定时，必须使脚掌与小腿呈垂直，用"8"字形包扎固定。同时，应脱去伤肢的鞋袜，以便随时观察足趾的血运。

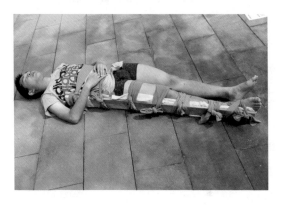

图1-26　大腿骨折的夹板固定

（2）健肢固定：如无夹板，可用三角巾、绷带、布带等把两下肢固定在一起，两膝和两踝之间垫上毛巾、棉布等柔软物品加以保护（图1-27）。

6. 小腿骨折的固定

（1）夹板固定：将伤腿伸直，夹板长度上超过膝关节，下超过足跟，两块夹板分别放在小腿内外侧，

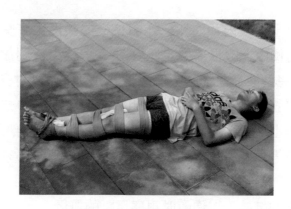

图 1-27　大腿骨折的健肢固定

再用绷带或三角巾捆绑固定。用两块夹板放在小腿的内侧和外侧（只有一块夹板时，则放在外侧），两夹板长度上达大腿中段，下到脚跟，夹板与皮肤接触部位加衬垫，用五条三角巾或布带分段扎牢固定。首先固定小腿骨折的上下两端，依次固定大腿中部、膝关节、踝关节并使小腿与脚掌呈垂直，用"8"字形固定（图 1-28）。

（2）健肢固定：方法与大腿骨折固定法相同。

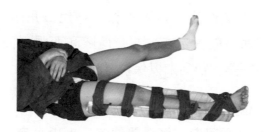

图 1-28　小腿骨折的夹板固定

7. 脊柱骨折的固定

脊柱是身体的支柱，位于背部正中，分颈椎、胸椎、腰椎、骶椎及尾椎五个部分，有负重、减震、保护和运动等功能。常见的脊柱骨折多为颈椎、胸椎、腰椎部位的骨折。

脊柱受伤后，不要随意翻身、扭曲，更不要采用一人抬头，一人抬脚或搂抱的搬运方法，因为这些都将增加受伤脊柱的弯曲，使骨折碎骨受压移位，轻者导致伤者剧烈疼痛，严重时移位的碎骨片将进一步加重脊髓的损伤，发生瘫痪，甚至因高位颈髓损伤呼吸功能丧失而立即死亡。

只要怀疑有脊柱骨折就应按脊柱骨折进行固定处理。正确的方法是将伤者仰卧固定在专用脊柱板担架上（现场也可用木板、门板代替），然后运送到医院。

（1）怎样将脊柱骨折伤员移到担架上

方法有两种：平托法、滚动法。

平托法：三至四人在患者一侧跪下伸手，穿过伤者背部，同时抬高、换单腿、起立、搬运、下跪，将患者放于脊柱板担架上。如果伤员是颈椎损伤，移动时一定由专人固定头颈部，做到不后仰、不前屈、不旋转，使头部始终与躯干保持一线，其余人按前述方法协调一致用力将伤员平直地抬到脊柱板担架上（图1-29）。

43

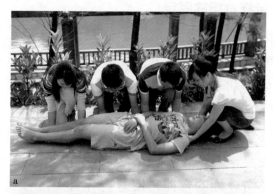

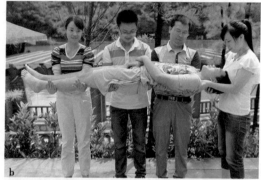

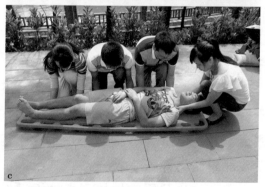

图 1-29　平托法

滚动法：二至三人采用，使伤员保持平直状态，成一整体滚动至脊柱板担架上。

（2）脊柱骨折的固定方法：伤者仰卧于担架上，在双膝处垫一薄枕，使其自然弯曲，然后用 4 条带子把伤员固定在脊柱板担架上（一般用带子固定胸前、腰部、大腿、小腿等处），避免伤员左右转动。如果是颈椎骨折，可用颈托进行固定颈椎，现场没有颈托就用软枕或衣物等填塞在头和颈部的两侧，然后用绷带、三角巾或布带绑扎固定，以保证在运送的过程中伤者的头颈部不后仰、不前屈、不旋转，始终与躯干保持一线。

胸腰椎骨折的固定（图 1-30）

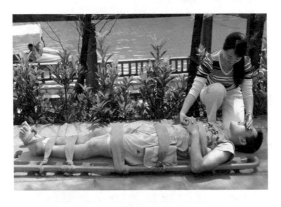

图 1-30 胸腰椎骨折的固定方法

45

颈椎骨折的固定（图1-31）

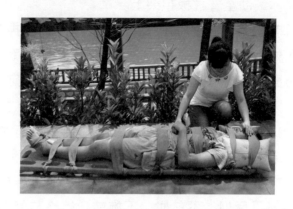

图1-31　颈椎骨折的固定方法

8. 骨盆骨折的固定

移动骨盆骨折伤员最紧要的就是一定保持骨盆的姿势不变，不然就可能导致难以控制的大出血。固定时将伤者仰卧于硬质担架上，两膝自然屈曲，以维持髋部姿势。双膝下、双膝间、双腿间、双踝间置入软枕、衬垫，于胸前、腰部、大腿、小腿等处用宽的布带固定在担架上（图1-32）。注意在固定过程中始终保持骨盆在受伤之后的姿势，动作轻柔，固定可靠，任何粗暴的动作都可能导致患者大出血死亡。

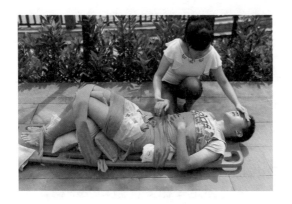

图 1-32　骨盆骨折的固定方法

温馨提示

● 有开放性伤口的要先止血、包扎，然后再固定。

● 怀疑发生骨折就按骨折进行固定。

● 固定的基本要求是"牢固、稳定"，固定夹板的长度必须超过骨折部位上下两个关节。

● 夹板与皮肤之间要有足够厚度的衬垫，避免损伤，减轻不适。

● 怀疑有骨折时，不要尝试行走或用力摆动肢体来判断有没有骨折，这样做是非常危险的。

十一、搬运患者有学问

患者搬运是现场急救最后的一个环节，也是一个重要环节。搬运护送不当，可使患者伤情加重，甚至引起瘫痪或死亡。那么我们应该怎样进行搬运呢？

1. 搬运的注意事项

（1）搬运前固定要稳妥，搬动要平稳，避免颠簸。

（2）搬运途中要不断安慰患者，时刻留意患者的病情变化。

（3）疑有颈椎、胸椎、腰椎或骨盆骨折时必须采用硬式担架搬运（如脊柱板担架）。严禁一人抬肩，一人抱腿或搂抱的方法。

（4）如使用了止血带，必须每隔1小时放松止血带1~2分钟。

（5）昏迷患者应将头偏向一侧，防止呕吐物、血液等堵塞气道。

（6）搬运时患者头在后，脚在前，以便后面抬担架的救护人员观察患者的病情变化。

（7）注意步调要一致，向高处抬时，前者要将担架放低，后者要抬高。

2. 搬运的常用方法

搬运的方式很多，需根据现场的情况选择。

（1）拖行法：适用于体重体型较大的伤患者。自己不能移动，现场又非常危险需要立即离开时，可用此法。非紧急情况下，不用此种方法，以免造成伤者二次损伤。施救者抓住伤员的踝部或搂住双肩，将伤员拖出现场；或将患者外衣解开，从背后反折托住头颈部向后拖行，这样拖拉时，可使伤员头部受到一定保护。

（2）扶行法：用来扶助伤势较轻并能站立行走的清醒患者。患者一手臂搭在施救者颈肩部位，施救者一手紧握患者搭在肩上的手臂，另一只手扶其腰部，搀扶而行（图1-33）。

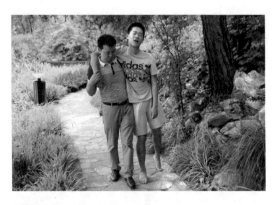

图1-33　扶行法

（3）背负法：适用老幼、体轻、清醒的患者。救护者背朝向伤员蹲下，让患者将双臂从施救者肩上伸到胸前，两手紧握。施救者搂住伤员的大腿，慢慢站起来。如有骨折不能用此法。

（4）抱持法：适用体重较轻，伤势不重，没有骨折的患者，是短距离搬运的最佳方法。施救者蹲在患者的一侧，面向患者，一只手放在患者的大腿下，另一只手绕到伤员的背后，然后将其轻轻抱起。如有脊柱骨折、骨盆骨折或大腿骨折禁用此法。

（5）平托法：用于脊柱骨折、骨盆骨折。三至四名施救者站在伤轻的一侧，分别在肩部、臀、膝部，将患者同时水平抱起，齐步前进。

（6）椅托法：适用体弱而清醒的伤患者。两名施救者面对面蹲在患者的两侧，各自将一手伸到患者背后握住对方的手腕，将另一只手伸到患者大腿中部（腘窝处），握住对方的手腕，同时站起。患者双手扶住两人颈肩部（图1-34）。

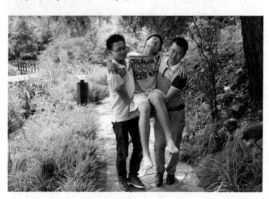

图1-34　椅托法

（7）双人拉车法：两名施救者，一人站在患者的背后将两手从患者腋下插入，把患者两前臂交叉于胸前，再抓住患者的手腕，把患者抱在怀里，另一人反身站在患者两腿中间将两腿抬起。两名施救者一前一后地行走（图1-35）。

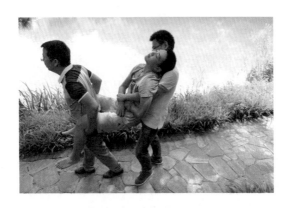

图1-35　双人拉车法

（8）双人扶腋法：适用于双足受伤的清醒患者，常在运动场上采用（图1-36）。

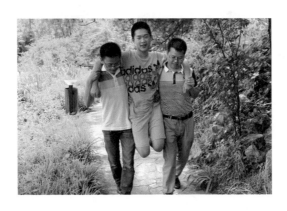

图1-36　双人扶腋法

(9) 靠椅搬运法：靠椅搬运法适用于短途运送。将患者置于椅子上，施救者一人抬椅子前腿，注意将患者双腿置于自己双臂内侧，一人抬椅背，并扶住患者双肩。

(10) 担架搬运法：担架搬运是现场救护搬运中最常用、最安全的搬运方法。适用于病情较重，又需要转送较远路程的患者。常用的担架有帆布折叠式担架，此担架可适于一般伤员的搬运，不宜运送脊柱损伤的伤员，若要使用，必须在帆布中加一块木板。还有一种是铲式担架，适用于不宜翻动的危重患者。抬担架时要注意患者的脚在前，头在后以方便观察，保持步调一致，尽可能使患者保持水平状态。用汽车运送时，担架要固定好防止在起动、刹车时碰伤。夏天要注意防暑、冬季要预防冻伤。担架搬运需 2 ~ 4 人一起进行 (图 1-37)。

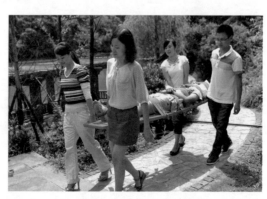

图 1-37　担架搬运法

3. 脊柱骨折的固定搬运全过程（图1-38）

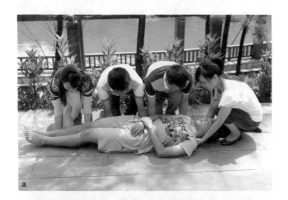

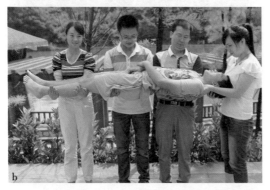

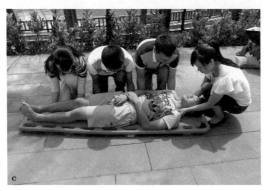

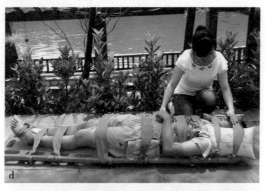

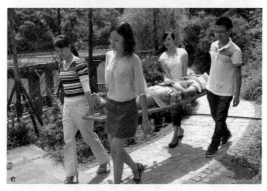

图 1-38　脊柱骨折的搬运

4. 开放性胸部损伤的搬运

搬运前必须堵塞包扎伤口，采取半卧位并斜向受伤的一侧，宽布带固定在担架上后搬运（图 1-39）。

5. 颅脑与颌面创伤的搬运

颅脑与颌面创伤最严重的危险就是发生呼吸道堵塞、窒息，所以在搬运的过程中患者应采取患侧卧位，以便于口内血液和分泌液向外流，保持呼吸道通畅，防止窒息（图1-40）。

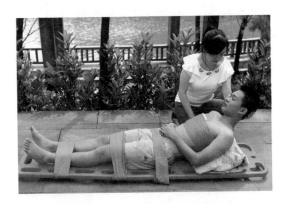

图1-39 开放性胸部损伤的搬运

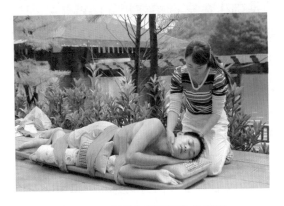

图1-40 颅脑与颌面创伤的搬运

十二、全球推广的心肺复苏术

心肺复苏技术是国际公认对公众进行培训最重要、最基本的急救知识技能。

心脏是人体的发动机，它时刻不停地跳动着，维持全身的血液循环；肺是人体摄入氧气，排出二氧化碳的器官。心跳骤停后，呼吸也就停止，由于脑细胞对缺血、缺氧最为敏感，一般4分钟就可发生不可逆的损害，10分钟几乎全脑死亡。

在日常生活中，总有可能会遇到身边人员出现心跳呼吸骤停的紧急情况，如心脏病患者，外伤，溺水，电击等原因都可能导致心跳呼吸停止，而心跳骤停常是骤然发生，能否迅速准确的开始抢救是决定复苏成败的关键因素。无论何种原因所致的心跳骤停，现场抢救时的基础生命支持措施相同，就是立即进行心肺复苏。即胸外心脏按压建立人工循环，保持气道通畅，进行人工呼吸。

心脏骤停的抢救必须争分夺秒，千万不要坐等救护车到来再送医院救治。如果选择送患者到医院或等待医务人员到来才开始实施急救，死亡几乎是唯一的结局。因为这两种方式几乎很难不超过10分钟的，而超过10分钟以后再进行心肺复苏，成功率几乎为零。而立即进行现场心肺复苏者，心脏恢复跳动的成功率高达59.6%。

这就是为什么要在全球范围内推广、普及心肺复苏急救技术的原因！

下面我们就来认识这个神奇的急救技术。

1. 什么是生存链

我们知道心跳骤停发生后的生存机会取决于一系列关键性的措施，如果其中任何一项措施被延迟都会丧失生机。生存链指的就是这一系列的关键措施，它的真正含义在于拯救本身。生存链定义了旁观者，急救调度，急救人员，急救医生和护士的作用，环环相扣，缺一不可。他们将作为团队共同为抢救生命而工作。

2015年国际心肺复苏指南将院外心脏骤停生存链确定为以下五个环节（图1-41）。

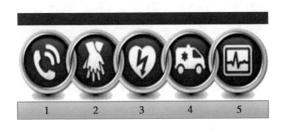

图1-41 院外心脏骤停生存链

（1）早期识别与呼叫。

（2）早期心肺复苏。

（3）早期除颤。

（4）有效的高级生命支持。

（5）完整的心脏骤停后处理。

2. 什么情况下可以判定为心跳骤停

一旦发生心跳骤停，意味着患者进入了临床死亡状态，表现为全身皮肤青紫、意识消失、呼吸停止、大动脉搏动消失等。

（1）意识消失：可采取轻拍患者，并大声呼叫："您怎么了"（患者没有反应表示意识消失）。

（2）呼吸停止或濒死叹息样呼吸：直接判别患者是正常呼吸、濒死叹息样呼吸还是无呼吸（不能耽误10秒内完成）。

（3）大动脉搏动消失：用一手食指和中指触摸患者颈动脉（图1-8）或股动脉，如没有搏动说明心跳已停止，必须立即进行心肺复苏。

患者如果出现意识消失，呼吸停止或濒死叹息样呼吸，强烈提示患者心跳已停或即将停止，此时现场人员可以立即对其实施心肺复苏，而不再去判断大动脉搏动是否消失。因为即使是那些训练有素的急救员在紧急的情况下也常发生动脉搏动的判断错误。

3. 及时拨打急救电话，启动应急系统

如现场有多人，其中一人负责协调，明确分工，充分发挥团队作用。如一人进行心脏按压，一人同时拨打急救电话，另一人则打开气道进行吹气。如附近有自动除颤仪，则吩咐周围人员快速取来备用，如没有则等待急救车除颤仪。电话的拨打方法见第一章"怎样拨打急救电话"。

4. 心肺复苏技术要点

（1）心肺复苏体位

将患者仰卧在平地或硬板床上，解开上衣，松开裤带，暴露整个胸部。

温馨提示

● 注意患者背部平整光滑无异物，避免压伤。

● 也不能在太过柔软的床或沙发上进行心肺复苏，否则无效。

（2）施救者的姿势

根据现场具体情况，以心脏按压部位为中心跪于患者一侧，将两腿自然分开与肩同宽。

（3）按压部位

两乳头连线中点，即为按压部位，也就是胸骨中下部分（图1-42）。

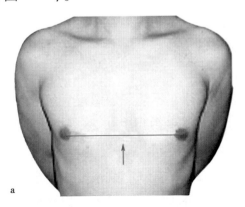

a

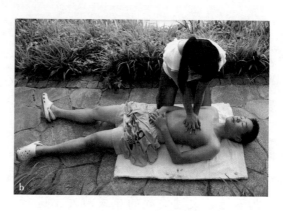

图1-42　心脏按压部位

（4）心脏按压的方法

施救者将自己两手掌根重叠，十指相扣，用掌根部位压于两乳头连线中点，双臂绷直，躯体稍微前倾，使双臂与患者胸部垂直，然后借助上半身的重力垂直向下用力按压。

按压深度成人一般在5~6cm，小儿4~5cm。

按压频率每分钟至少100次，一般控制在100~120次/分为宜。

以手掌根着力，手指翘起，以保证力量作用于胸骨而不是其他。

按压应有规律，不能忽快忽慢，忽轻忽重。

按压时双肘部稍微用力夹紧，这样就能保证双臂绷直垂直用力向下。

不能中断按压，直到心跳恢复或确定死亡为止。

尽量每隔2分钟换一人按压，以保证按压质量。

（5）维持患者气道的通畅

打呼噜的朋友常常有入睡期间被憋醒的状况，原因就是深睡眠后咽部肌肉张力下降，使气道狭窄堵塞后造成的。意识消失的患者口咽部常有分泌物、血液甚至其他异物残留，因而更容易发生呼吸道阻塞。以下的方法可以维持气道畅通。

清理呼吸道：将口腔内脱落的牙齿、出血、呕吐物等异物清理干净。

仰头抬颏：将一手下压前额使头部后仰，另一手将下巴向前抬起（图1-43）。

将患者头偏向一侧，或采取侧卧体位。

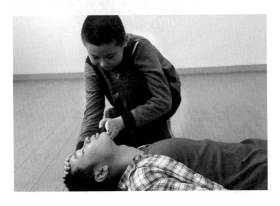

图1-43　仰头抬颏法

61

（6）口对口人工吹气的方法

一手捏闭患者鼻孔防止漏气，另一手抬起下巴使头后仰、口张开（可用干净纱布或手巾覆盖于患者口鼻处，作为隔离）（图1-44）。

施救者吸气后张嘴包住患者的口向内吹气，可见胸部向上抬起。

每次吹气时间至少 1 秒，吹入气量约为 500ml。

每次吹气结束，应放开患者口、鼻，可见胸部塌陷，气流排出。

吹气频率：每分钟 10 次，每 6 秒钟吹气一次。

如果是一人进行心肺复苏，可以在 30 次心脏按压后予 2 次连续人工呼吸，即 30∶2。

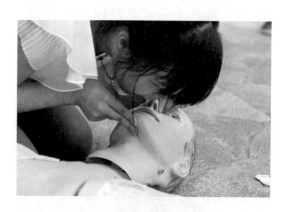

图 1-44　口对口人工呼吸

（7）自动体外除颤仪有什么作用

自动体外除颤仪是用来进行电击除颤的。

在发生心跳骤停的患者中约 80％ 为室颤引起，目前治疗室颤最有效的措施就是电击除颤，而且除颤时机越早，效果越好，每延迟 1 分钟，除颤成功率将下降 7％～10％。因此，尽早快速除颤是患者生存链中极为关键的一环。

　　自动体外除颤仪操作简单、安全，施救者只需根据设备的语音指令即可完成电除颤（图1-45）。目前我国越来越多的公共场所配备了自动体外除颤仪，以便公共应急使用。

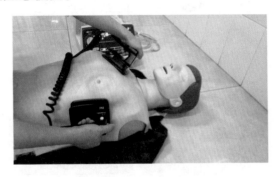

图1-45　体外电击除颤

　　(8) 什么是高级生命支持

　　高级生命支持是心肺复苏的第二阶段，由丰富经验的医疗急救团队负责，有明确的分工，协调进行呼吸支持、胸外心脏按压、急救药物应用，建立静脉通道，心电监护及必要的记录等。

　　(9) 什么是综合的心脏骤停后处理

　　心脏骤停后处理是心肺复苏的第三阶段，大都由重症医学专家团队负责，包括缺氧性脑损伤、心脏骤停后心肌功能障碍、全身缺血/再灌注反应等等的治疗。

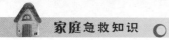
5. 现场心肺复苏流程（图1-46）

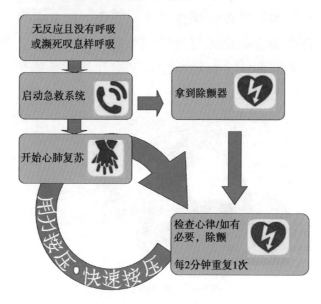

图1-46　心肺复苏流程

第二章

常见急症的家庭急救

一、高烧如何退

测量腋窝体温39℃以上就称为高烧。突发高烧通常意味着体内有病毒或细菌感染，比如感冒、肺炎、脑膜炎、猩红热等急性炎症都会伴有高烧。

发高烧是人体和病菌作斗争的表现，如体温超过40℃，则可能引起惊厥、昏迷，甚至脑部损害等不良后果，因此要想方设法降低体温。退烧的方法有物理降温法、多喝水、吃退烧药、打退烧针、输液等。

1. 物理降温法

传统的方法是用湿毛巾擦拭额头、颈部及全身，能减轻发热的症状。注意敷毛巾时不要用过凉的水，温水比较好。如果温水效果不好，也可以采用酒精擦拭全身，特别是颈部、腋窝、大腿根部等血管丰富、散热快的部位。

2. 多喝水

发烧时，人体容易缺水，多喝水有助于降温，水最好是白开水，一次不要喝太多，要多次喝较好。

3. 吃退烧药

当体温达到 38.5~39℃左右，没有别的不适情况下，可以先吃一些退烧药（咨询药店工作人员，并阅读药品说明书，注意不能过量）。一般情况下，吃完退烧药一小时左右会出大汗，体温就降下来了。

4. 打退烧针

降温效果比较好，而且快速。尤其是当发烧超过40℃以上时最好到医院先打一针，先把体温降下来。

5. 输液

当高烧持续不退，并伴有咳嗽等症状，就需要赶紧看医生输液了。输液是退烧迅速有效的方式，但时间长了会降低身体免疫力。如果只是普通发烧，建议还是用上面的方法比较好，副作用小。

66

二、突发晕厥该如何进行急救

晕厥是由于脑部暂时性缺血，使人头脑昏沉、神志消失和突发性瘫倒，常常突然发生，持续时间一般只有几分钟甚至几秒。晕厥发生之前多伴有头晕、眼花、恶心、软弱、出冷汗等不适。

1. 晕厥的原因

晕厥的原因有很多，血管、心脏、大脑、血液等方面的疾病都可能发生晕厥。

（1）血管方面的原因：这类晕厥最为常见，如过度疲劳，过度紧张，中暑，受到惊吓，剧烈咳嗽，性兴奋过度，晕针，晕血，久坐或蹲着突然站起来。

（2）心脏方面的原因：各种心脏原因造成心脏射血减少，导致脑缺氧而发生晕厥。

（3）大脑方面的原因：由于脑部血管发生血液供应障碍，导致一时性脑供血不足所致。见于脑动脉粥样硬化引起血管腔变窄，短暂性脑缺血发作，高血压脑病引起脑动脉痉挛等。

（4）血液方面的原因：见于低血糖状态、换气过度综合征（呼吸性碱中毒）、重症贫血及高原晕厥等。

2. 突发晕厥的急救

（1）马上将患者置于平卧位，松开衣扣，双下肢稍抬高，加大环境通风。

（2）用"仰头抬颏"法打开患者气道，头偏向一侧，确保气道通畅。

（3）患者意识恢复后要注意继续休息一会儿，直到不适感消失以后再活动。

（4）原因不明的情况下，不管是否清醒都应该将患者送往医院检查，明确晕厥的原因。如果患者意识一直不恢复，提示病情多凶险。

（5）对于反复发生的晕厥，出现先兆症状时自己立即平卧，预防跌伤。

（6）晕厥后容易发生跌伤，应注意查看，特别是股骨骨折，容易漏诊。

（7）发生呼吸、心跳骤停，立即进行现场心肺复苏，不得中断，直到急救医生赶到。

三、癫痫发作的急救

癫痫俗称"羊癫风"、"羊角风"。病发时，突然昏倒，四肢抽搐，口吐白沫，其本质是由于脑内神经元兴奋增强，突然异常放电所引起的短暂大脑功能失常，是一种神经系统疾病，常常突然发生，反复发作。由于异常放电的神经元的部位以及放电扩散的范围不同，临床上可出现短暂的运动、感觉、意识、行为等功能障碍，或单独出现，或组合出现。我国报道癫痫的发病率为 25.3/10 万。

1. 什么原因会导致发生癫痫

很多原因都可以引起，一般认为与下列因素有关。

（1）遗传的因素：在一些有癫痫家族史或先天性畸形家族中容易出现癫痫。

（2）脑损害：在母体怀孕的过程中受到病毒感染，放射线照射或其他刺激引起的胚胎发育不良可以引起癫痫，颅脑外伤也可引起癫痫。

（3）颅脑疾病：颅脑疾病容易发生癫痫，如脑肿瘤，脑血管病，颅内感染等。

（4）其他因素：一般男性较女性患者稍多，农村发病率高于城市，另外发热，精神刺激等也是癫痫发生的诱因。

2. 癫痫发作的急救

（1）迅速让患者平卧，避免跌伤。

（2）松开衣扣，用"仰头抬颏"法打开患者气道，并将头转向一侧，使口腔唾液自行流出，以免误入气管和肺。

（3）刺激或点压人中、合谷、足三里、涌泉等穴位，有缓解抽搐的作用。

（4）如四肢抽搐一直不缓解，及时送到医院抢救。

温馨提示

● 癫痫患者在平时要按医嘱用药，不要自行减药、停药或换药，以免引起癫痫持续状态。

● 要克服自卑感及恐惧心理，避免疲劳，紧张等因素的刺激。

● 日常生活中要避免情绪激动和劳累，起居有规律，忌烟酒等刺激食物，注意加强锻炼，增强体质。

● 避免开车，骑车，游泳等，不宜进行高风险操作，如有发作预兆，应尽快坐下或卧倒，避免跌伤。

四、精神病发作该怎么处理

精神病，也叫精神失常，指严重的心理障碍，患者的认识、情感、意志、动作行为等心理活动均可出现持久的明显的异常；不能正常的学习、工作、生活；动作行为难以被一般人理解；在病态心理的支配下，有自杀或攻击、伤害他人的动作行为。

1. 神经病和精神病一样吗

不少人总爱开玩笑说别人："你有神经病"，以至于很多人认为神经病就是精神病。其实两者是完全不一样的疾病，不能混为一谈。

神经病是指中枢神经和周围神经的器质性病变，这些病变往往有明显疼痛、麻木、感觉异常、瘫痪等等，并可以通过医疗仪器检查如脑 CT、磁共振等找到病变。比如脑炎、脑膜炎、脑出血、脑梗死、脑肿瘤等都属于神经系统疾病，包括前面给大家介绍的癫痫也是属于神经系统疾病，这类患者患者应去神经内科或神经外科进行诊治。

2. 如何判断一个人的精神活动是否正常

（1）与患者之前行为比较：性格变得与平时不一样了，比如表现孤僻，不愿见人，常常发呆，独自发笑，悲观厌世，对人冷漠，对事物的兴趣降低，整天疑神疑鬼，情绪多变，对他人怀有敌意，无故发脾气或者紧张恐惧，长期回避社交和工作等。

（2）患者行为是否符合习俗和客观现实：比如自己和自己说话，无故大吵大闹，满口脏话，与实际不存在的人对骂，说的话或者深奥难懂，或者不符合逻辑，或者前言不搭后语。

（3）患者是否有不可理喻的行为表现：行为作派变化明显或者变得让人不可理解了，比如长时间照镜子，整天不洗脸梳头，工作能力下降，睡眠日夜颠倒，走路靠着墙根，穿着打扮怪异，不愿做家务，好对人和事纠缠不清，整日卧床不起，好管闲事，无故摔砸物品，收藏杂物、脏东西等。

如果存在很大的不同，就要考虑尽快到专科医院寻求帮助了。

3. 精神病的危害与处理

（1）攻击伤害他人：被害妄想是所有精神病患者最常见的症状之一，多数患者采取忍耐、逃避的态度，少数患者也会"先下手为强"，对他的"假想敌"主动攻击。对此，最重要的是弄清患者的妄想对象，即：患者认为是谁要害他。如果患者的妄想对象是某个家里人，则应尽量让这位家属远离患者，至少不要让他与患者单独在一起。

（2）轻生自杀：精神病患者在疾病的不同时期，可能出现情绪低落，甚至悲观厌世。特别需要注意的

71

是，有相当一部分自杀成功的患者，是在疾病的恢复期实施自杀行为的。患者在精神病症状消除以后，因自己的病背上了沉重的思想包袱，不能正确对待升学、就业、婚姻等现实问题，感到走投无路，因此选择了轻生。对此，家属一定要防患于未然，要尽早发现患者的心理困扰，及时疏导。

（3）极度兴奋躁动：患者的精神症状表现为严重的思维紊乱、言语杂乱无章、行为缺乏目的性，这类患者也可能出现自伤或伤人毁物。由于患者的兴奋躁动是持续性的，家属有充分的思想准备，一般比较容易防范。家属要保管好家里的刀、剪、火、煤气等危险物品，但最根本的办法是遵医嘱使用镇静药物控制患者的兴奋。

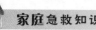

温馨提示

● 家属要正确看待精神病，理解精神病，对精神病患者要加倍关怀和照顾，尊重他们的人格，给他们情感上和心理上的支持才是稳定病情的根本。

● 督促患者按时服药。由于精神病患者大多不承认自己有病，故而经常藏药不服，所以一定要督促检查患者按时服药。

五、脑中风的急救知识

脑中风是中医学对急性脑血管疾病的统称，也即脑卒中。脑中风分为缺血性和出血性两大类，由血管阻塞引起缺血性脑中风又称脑梗塞，占中风的70％～80％。在脑血管病猝死事件中，脑梗塞占80％。出血性脑中风是由于脑血管破裂出血所致。由于脑中风发病率高、致残率高、死亡率高，是造成人类死亡和残疾的主要疾病，也是高血压患者的主要致死原因。所以医学界把它同冠心病、癌症并列为威胁人类健康的三大疾病。

1. 哪些因素可能导致脑中风的风险增加

（1）高血压：高血压是原因，中风是后果，血压高低与中风的发病率和死亡率成正比。高血压会使血管的张力增高，也就是将血管"绷紧"，时间长了，血管壁就会损伤，加速老化，导致动脉硬化、变脆、管腔变窄。在脑动脉发生病变的基础上，当患者的血压突然升高，就很容易引起中风。

（2）糖尿病：糖尿病是导致中风的高危因素之一。糖尿病患者动脉硬化的发生率较正常人要高5倍，由于糖尿病患者存在糖、脂肪和蛋白质代谢紊乱，多有高脂血症，加速糖尿病患者动脉硬化。

（3）高血脂：血脂是人体中一种重要的物质，有许多非常重要的功能，但是不能超过一定的范围。如果血脂过多，造成血液过于黏稠，就会在血管壁上沉积，逐渐形成小斑块，称为动脉粥样硬化，这些斑块增多、增大，逐渐堵塞血管，就会出现缺血性中风。

（4）肥胖：肥胖体态与一般人比较，发生中风的机会要高40%。这与肥胖者内分泌和代谢功能的紊乱，血脂增高等因素有关。此外，肥胖者还常伴有糖尿病、高血压、冠心病等疾病，这些都是中风的危险因素。

（5）吸烟：烟草中含有大量的尼古丁，尼古丁可使人的体重下降、食欲减轻，也会增加血液中肾上腺素的含量，造成心跳加快，血压升高。

2. 脑中风有哪些前兆

（1）头晕，特别是突然感到眩晕。

（2）突然感到一侧面部或手脚麻木，有的为舌麻、唇麻。

（3）暂时性吐字不清或讲话不灵。

（4）突然出现行走困难、肢体无力或活动不灵。

（5）不明原因严重头痛，或与平时不同的头痛。

（6）恶心呕吐或不明原因眩晕或平衡困难，突然跌倒或晕倒。

（7）短暂意识丧失或个性和智力的突然变化。

（8）约有1/3的中风发病前会有短暂性脑缺血发作，通常持续数分钟到数小时，不超过24小时，也叫"小中风"。

3. 发生脑中风怎么进行家庭救护

（1）应使患者仰卧，上半身稍垫高一些，保持安静。

（2）对于昏迷患者要解开衣物，取出假牙，头偏向一侧并稍后仰，保持气道通畅，防止痰液或呕吐物误吸堵塞气管。

（3）尽量不要移动患者的头部和上身，如需移动，应由一人托住头部。

（4）测量患者血压，对血压显著升高，神志清醒的患者可帮助其服用降压药物，要注意安慰患者，缓解其紧张情绪。

（5）如果患者鼾声明显，呼吸不畅，提示患者的气道被下坠的舌根堵住，此时应采取仰头抬颏方法打开患者气道。拨打"120"电话呼救，请急救人员前来急救。

温馨提示

● 高血压等脑血管疾病重点人群，需要学会识别并确认中风即将发生的警示信号，一旦察觉，及时就诊。

● 脑中风检查依靠大型的先进器械、设备，必须到有条件的医院才能进行。

● 在脑血管介入治疗是国际上近几年新兴的微创技术，将一根极细的导管从适当的血管穿刺直达脑血管病变部位，然后通过导管把病变解决掉，不需开颅和暴露脑组织，患者痛苦少恢复快，是目前治疗脑血管疾病的有效方法。

75

通过以上关于脑中风的相关知识介绍，大家对于脑中风已经有了一个明确的认识了吧。

六、心绞痛发作该如何急救

心绞痛是由于心肌缺血、缺氧所引起的以心前区疼痛为主要临床表现的一种疾病，多由于供应心脏血液的冠状动脉发生粥样硬化狭窄所致。其特点为阵发性的前胸压榨性疼痛感觉，可伴有其他症状，疼痛主要位于胸骨后部，可放射至心前区与左上肢，常发生于劳动或情绪激动时，持续数分钟，休息或用硝酸酯类药后消失。本病多见于男性，多数患者在 40 岁以上。

1. 心绞痛有哪些特点

（1）心绞痛常被患者描述为"压迫感""压榨感""窒息感""紧缩感""涨破感"和"烧灼感"，常伴有焦虑或濒死的恐惧感，但针刺样痛或跳痛通常不是心绞痛。疼痛或不适感开始时较轻，逐渐加剧，然后逐渐消失，很少因为体位改变或深呼吸所影响。

（2）心绞痛的诱发因素以体力劳累为主，情绪激动，登楼，平地快步走，饱餐后步行，用力大便，寒冷刺激，身体其他部位的疼痛刺激等都可诱发，停下站立或蹲下休息数分钟即可缓解。一般晨间发作的阈值低，轻微劳力即可引起发作，上午及下午则较重的劳力也不易诱发。

（3）心绞痛常位于患者胸骨之后，有时波及大部分心前区，也可发生在上腹至颈部之间的任何水平处，有时可位于左肩或左臂，甚至可出现在无名指和小指。对于疼痛或不适感分布的范围，患者常用整个手掌或拳头来描述，仅用一手指来指示者极少。若疼痛部位多变或伴有压痛，一般也不是心绞痛。

（4）心绞痛持续时间具有明显特征，呈阵发性发作，全过程一般 1 ~15 分钟，多数为 3 ~5 分钟，偶有30 分钟者。疼痛持续仅数秒钟或持续整天的不适感（多为闷感），一般不是心绞痛。

（5）对同一患者来说，心绞痛每次发作的疼痛程度轻重可能不一样，但疼痛的性质基本上是一致的。

2. 怎么分辨心绞痛的严重程度

按劳累时发生心绞痛的情况，可以将心绞痛的严重程度分为四级。

1 级：日常活动时不引起心绞痛，在较重的体力活动时引起心绞痛，如跑步、持重物、上陡坡等。

2 级：稍重的日常活动引起心绞痛，如正常速度步行 1.5 ~2 公里，上三楼等。

3 级：一般日常活动引起心绞痛，如正常速度步行 0.5 ~1 公里，上二楼等。

4 级：轻微体力活动（如在室内缓行）即引起心绞痛，严重者休息时亦发生心绞痛。

3. 心绞痛发作的急救措施有哪些

（1）休息：发作时立刻休息，一般患者在停止活动后症状即可消除。

（2）环境：注意环境空气清新，温度适宜，没有噪音。

（3）镇静：安慰患者深呼吸以缓解焦急、烦躁或恐惧的情绪，保持安静。

（4）药物：较重的发作，可使用作用快速的硝酸酯制剂，如硝酸甘油舌下含化，使迅速为唾液所溶解而吸收，对约92％的患者有效，其中76％在3分钟内见效。

（5）送医：及时拨打120急救电话，运送过程避免增加患者活动，加重病情。

温馨提示

● 心绞痛患者忌食脂肪餐（油条、肥肉等）、饮酒、辛辣刺激性食物（辣椒、生姜、大葱、大蒜、蜀椒等）、富含胆固醇的食物（动物内脏、蛋黄、墨鱼、鱿鱼、蚌、蟹黄、鱼子等）、浓茶和浓咖啡等。

● 此外，人参、黄芪、十全大补丸等补益类药物用后易加重心绞痛发作的症状，心绞痛患者也是不宜服用哦。

● 适宜的运动锻炼有助于促进心脏侧支循环的代偿，提高患者对体力活动的耐受能力，对于心绞痛的治疗很有帮助。

七、警惕自发性气胸

"气胸",顾名思义,就是气体进入胸膜腔,造成的积气状态。正常双肺表面覆盖着两层胸膜,两层胸膜之间构成了一个密闭的胸膜腔,里面有少量浆液起润滑作用。密闭的胸膜腔内的压力低于大气压而呈负压,这种负压帮助肺泡扩张吸进空气。当空气进入胸膜腔形成气胸时,胸膜腔内的压力就会升高,引起肺脏压缩而不能吸入空气。

气胸分为外伤性气胸和自发性气胸两类。

自发性气胸指在无外界因素影响下肺和内层胸膜破裂,气体直接由口腔、气管、支气管进入胸腔,压缩肺脏,导致呼吸困难、胸痛、咳嗽、紫绀等症状。

1. 自发性气胸的特点

(1)自发性气胸好发于瘦高体型的人,男性患者远多于女性,这是由于瘦高体型男性肺泡往往存在先天性弹性不足,咳嗽、屏气或剧烈运动则容易使肺泡破裂形成气胸。

(2)气胸突然发生时常伴有尖锐刺痛和刀割痛,疼痛部位可在发生破裂的胸部,亦可影响到肩、背或上腹部。

(3)呼吸困难的严重程度与气胸发作的过程、肺被压缩程度和患者之前的肺功能好坏有关。比如原来

79

呼吸功能正常的年轻患者，即使发生较严重的气胸其呼吸困难也不明显，而本来就有慢性肺病的即使发生较轻的气胸也会出现严重的呼吸困难，甚至危及生命。此外，急性发作的气胸，呼吸困难更明显，慢性发作的气胸会较轻。

2. 气胸发生后如何进行急救

无明显外伤原因而突然发生呼吸困难，且症状越来越严重，胸部刺痛，口唇发紫，应首先想到可能发生了自发性气胸。绝大部分（约90％）自发性气胸经及时治疗可痊愈，但合并双侧气胸者病死率可高达50％。

（1）保持安静，减少氧气消耗。

（2）有条件者给患者吸氧，吸氧是气胸治疗的基本措施，通常吸氧量为3升/分钟。

（3）及时拨打120急救电话，或就近送医院救治。

温馨提示

● 自发性气胸在首次发作后的复发率为50％。90％的复发见于曾经发病的一侧。在第2次发病后，复发率增高到80％。

● 自发性气胸患者应当戒烟，避免剧烈咳嗽，避免上肢、胸廓的剧烈牵拉运动，避免用力屏气，保持大便通畅。

八、无声的杀手——肺栓塞

肺栓塞是指进入人体血液循环的异物阻塞了肺动脉血流所引起的一种疾病。进入人体血液循环的异物称为栓子。最常见的栓子是血栓，其他少见的如脂肪滴，羊水，细菌栓，心脏赘生物，肿瘤等也可以进入血液循环成为栓子。

肺栓塞是一种极为凶险的常见病，在美国肺栓塞占死因第三位。许多肺栓塞患者之前没有任何临床症状，一旦发生就猝然死亡，因此被称为"无声的杀手"。

1. 哪些因素易发肺栓塞

（1）年龄：肺栓塞以 50～60 岁年龄段最多见，90％致死性肺栓塞发生在 50 岁以上。

（2）血栓性静脉炎、静脉曲张：静脉血栓脱落的原因尚不清楚，可能与静脉内压急剧升高或静脉血流突然增多（如用力大便，长期卧床后突然活动等）有关。活动期的血栓性静脉炎血栓比较松软，易于脱落。脱落的血栓迅速通过大静脉、右心，达到肺动脉，发生肺栓塞。造影扫描显示，51％～71％下肢深静脉血栓形成患者可能并发肺栓塞。

（3）心肺疾病：慢性心肺疾病是肺血栓栓塞的主要危险因素，25％～50％肺栓塞患者同时有心肺疾病，并发于心血管疾病者占12%，特别是心房颤动伴心力衰竭患者尤易发生。

（4）创伤、手术：肺栓塞并发于外科或外伤者约占43%，其中创伤患者约15%并发肺栓塞。

（5）肿瘤：癌症能增加肺栓塞发生的危险，原因可能与凝血机制异常有关。

（6）制动：下肢骨折、偏瘫、手术后、重症心肺疾病及健康人不适当的长期卧床或长途乘车（或飞机），肢体活动减少，丧失肌肉的按摩动作，降低静脉血流的驱动力，血流减慢，深静脉血栓形成发生率增加。

（7）妊娠和避孕药：孕妇血栓栓塞病的发生率比同龄未孕妇女多7倍，易发生于妊娠的头3个月和围产期。服避孕药的妇女静脉血栓形成的发生率比不服药者高。

（8）其他：如肥胖，超过标准体重20%者栓塞病的发生率增加。

2. 肺栓塞的表现

肺栓塞的表现包括呼吸困难、气促、胸痛、胸闷、咳嗽、咯血、心悸、烦躁不安、甚至晕厥等症状。肺栓塞也可从无症状到突然死亡，约20%~30%患者未及时或未能获诊断和治疗而死亡。

3. 肺栓塞的急救

（1）使患者镇静，保暖，减少氧气消耗。

（2）有条件者给患者吸氧，吸氧量为3L/min。

（3）及时拨打120急救电话，送有条件的医院救治。

（4）对于心脏停止跳动者，应立即进行心肺复苏，直至医务人员到达。

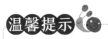

肺栓塞虽然致死率很高，但也可以预防。尤其是易并发深静脉血栓的高危人群更要提高警惕。

● 对于长途旅行中久坐时间超过6小时，最好每半小时做3~5分钟足部伸展动作，并尽量起身站立活动一会儿。

● 不要久坐电脑前，长时间坐着应多饮水，可降低血液黏稠度。

● 如果手术后或长期卧床，要尽量下床活动，进行腿脚按摩。

● 高危人群出现一侧腿部肿胀，应及时去医院检查。

● 医用弹力袜，促进静脉血回流、预防深静脉血栓形成。

83

九、哮喘发作应如何急救

哮喘是一种慢性支气管疾病，哮喘患者的气道反应性异常增高，常由于过敏、冷热刺激、感冒或过度劳累等因素诱发支气管炎症、痉挛而导致呼吸困难。严重者可能发生呼吸心跳骤停而猝死。

1. 诱发哮喘的原因

（1）敏感原：空气污染、尘埃、花粉、地毯、动物毛发、衣物纤维、烟雾、虾、蟹、奶类食品。

（2）感染：上呼吸道感染、支气管炎和感冒都是诱发哮喘的常见因素。

（3）气候转变：天气转变也是诱发哮喘病的其中一个原因，每当季节转换的日子，例如在夏秋之间，冬春之间，由于温度和湿度转变而诱发哮喘。

（4）药物：某些药物会引发哮喘，如治疗心脏病和高血压的 β 受体阻滞剂。

（5）运动：剧烈运动有时也会诱发哮喘。

（6）精神及情绪：情绪激动时亦可能诱发哮喘。

2. 急性哮喘发作该怎么办

（1）帮助患者使用合适的平喘气雾剂（根据医生曾经的医嘱建议），如喘康速、舒喘灵等，在深呼气时喷入口腔，可使哮喘迅速好转。但不宜在短期内应用过多，以免产生副作用。

（2）帮助患者维持一个最合适的体位，这样可以减轻患者呼吸困难。通常，身体微向前倾坐位可以使患者呼吸顺畅一些。

（3）保持室内空气新鲜，通风流畅。不要围成一堆站在患者身边，这只会使患者更加焦虑，呼吸困难加重。最好是留一个头脑清醒冷静的人安慰和帮助患者。

（4）家中如有吸氧条件，可立即给患者吸氧，并打电话给患者曾经的医生，咨询医生处置意见。

（5）如果病情危重或持续不缓解，快速将患者送往最近的医院急诊室去。

十、你一定要知道的急性腹痛

急性腹痛是指患者自觉腹部突发性疼痛，常由腹腔内或腹腔外器官疾病所引起，前者称为内脏性腹痛，常为阵发性并伴有恶心、呕吐及出汗等一系列相关症状。

1. 急性腹痛的常见原因

（1）腹腔脏器急性炎症：急性胃肠炎、急性胆囊炎、急性胰腺炎、急性阑尾炎、急性胆管炎等。

（2）腹部脏器穿孔或破裂：胃穿孔、肠穿孔、肝破裂、脾破裂、肾破裂、异位妊娠破裂、卵巢破裂等。

（3）腹腔脏器阻塞或扩张：肠梗阻、腹股沟疝嵌顿、肠套叠、胆道蛔虫病、胆石症、肾与输尿管结石等。

（4）腹腔脏器扭转：急性胃扭转、卵巢囊肿扭转、大网膜扭转、肠扭转等。

（5）腹腔内血管阻塞：肠系膜动脉急性阻塞，急性门静脉血栓形成，夹层腹主动脉瘤等。

（6）腹壁疾病：腹壁挫伤、腹壁脓肿及腹壁带状疱疹等。

（7）胸腔疾病：急性心肌梗死、急性心包炎、心绞痛、肺炎及肺梗死等。

（8）全身性疾病及其他：风湿热、尿毒症、急性铅中毒、血卟啉病、腹型过敏性紫癜、腹型癫痫、神经官能性腹痛等。

2. 腹痛部位跟疾病有什么关系

（1）全腹痛：急性腹膜炎、肠梗阻。

（2）左上腹痛：溃疡病并发穿孔、急性胃炎、急性胰腺炎。

（3）右上腹痛：急性胆囊炎、胆石症。

（4）右下腹痛：急性阑尾炎。

（5）左下腹痛：结肠炎。

（6）上腹痛：溃疡病并发穿孔、急性胃炎。

（7）下腹痛：膀胱炎、子宫内膜炎、异位妊娠。

（8）有些急腹症刚开始疼痛的位置与后来疼痛位置可能不一样。比如：急性阑尾炎，一开始在左上腹疼痛，后来转到右下腹疼痛；急性胃穿孔开始在左上腹痛，病情发展至腹膜炎，就可引起全腹痛。

3. 哪些腹痛是致命性疾病

胃肠穿孔、重症胰腺炎、化脓性胆管炎、肠系膜缺血、宫外孕、肝脾破裂等疾病不及时就医有生命危险。特别要提醒的是，老年人因感觉迟钝，腹痛、腹部按压痛不如年轻人敏感，即使已经发生急性腹膜炎，但临床表现上往往并不严重，因此对老年人急性腹痛应给予充分的重视。

4. 急性腹痛怎么办

（1）注意观察腹痛发作情况，以便向医生详细介绍，协助确诊。

（2）不能随意使用止痛药物，腹痛性质是诊断急腹症最重要的参考指标，止痛以后常会掩盖病情，造成医生诊断上的困难。

（3）急性腹痛发作时不要给患者饮水、吃东西。

（4）帮助患者平卧，双腿弯曲，以减轻腹壁的张力，同时，尽快送患者去医院检查治疗。

（5）急腹症大多需要手术治疗，及时送到医院救治。

（6）老年人发生急性腹痛，一定要引起重视。

87

十一、发生急性腹泻该怎样办

正常人一般每日排便1次，个别人每日排便2~3次或每2~3日一次，粪便的性状正常，每日排出粪便的平均重量为 150 ~200g，含水分为 60％~75％。腹泻是指排便次数明显超过平日习惯的频率，日行几次或数十余次，量多而稀薄，水分增加，每日排便量超过 200g，或含未消化食物或脓血、黏液，肛门下坠，大便不爽。对于健康成人，腹泻通常并不会导致严重后果，但是在病重、虚弱、年幼或年老的患者中却可以导致威胁生命的脱水和电解质紊乱。

1. 导致急性腹泻的原因有哪些

（1）肠道细菌感染：如吃了被污染的家禽、家畜、鱼，嗜盐菌生长的蟹、螺等海产品，或吃了被金黄色葡萄球菌污染了的剩菜、剩饭等而发生腹泻，煮熟或半熟的食物长时间放置，特别容易感染细菌。

（2）肠道病毒感染：病毒感染往往也可引致胃肠炎及肠炎。轮状病毒是引起儿童腹泻的最常见病原体。除此之外，可引致胃肠炎的病毒还有腺病毒、肠病毒、手足口病毒等等。这种感染可在两天之内发病。

（3）食物中毒：有些植物在生长过程中所产生的毒素，也可以引致胃肠炎。如马铃薯块茎所生的嫩芽，含有较高的有毒成分茄碱；生大豆中含有毒成分皂素，如果食用未煮熟豆浆就会引起食物中毒，出现胃肠炎症状；四季豆也含有皂素；蚕豆种子中含有巢菜碱苷；木薯的根、茎、叶都含有毒物质，而且新鲜块根毒性较大；黄花菜中含有秋水仙碱，人体摄入后会在体内生成二秋水仙碱，而二秋水仙碱是一种剧毒物质，可毒害人体胃肠道。

（4）物理化学因素：进食生冷食物或某些药物如水杨酸盐类、磺胺、某些抗生素等；或误服强酸、强碱及农药等均可引起本病。

（5）急性全身感染：如败血症、伤寒或副伤寒、霍乱与副霍乱、流行性感冒、麻疹等等疾病，也可以引起胃肠炎的症状。

2. 急性腹泻有哪些危害

严重腹泻常常导致患者体内的水分和电解质大量丢失，造成人体的电解质失去平衡和酸碱代谢紊乱，可以出现低血钾、低血钠、代谢性酸中毒等，严重的还可由于血容量的减少而出现休克、急性肾衰竭，甚至昏迷。严重脱水常常是老年人、婴幼儿腹泻致死的原因。

3. 发生急性腹泻该怎么办

（1）多休息，勿劳累，注意保暖，不让腹部受凉。

（2）注意饮食调整，少食多餐，选择清淡，富有营养，易消化的食物，如米饭，面包，香蕉，桔汁等。不能单纯禁食。

（3）腹泻期间避免奶类、粗纤维食物。

（4）补充体液，适当口服含有葡萄糖及食盐的液体。

（5）严重者及时送到医院救治。

89

十二、遇到急产分娩，你准备好接生了吗

急产分娩是指在产道无阻力的情况下，宫口迅速开全，分娩在短时间内结束，总产程小于3小时结束分娩，以经产妇为多见，产程不超过3小时，占正常分娩的3%。如果急产发生在家中，或路上，往往来不及到医院宝宝就出生了。因此准爸爸和家人提前了解关于急产急救的知识是非常有必要的。

1. 急产分娩对宝宝和产妇的危害

（1）胎儿缺氧：在胎儿方面，由于子宫收缩速度过快，会让血流量瞬间减少，令胎儿出现缺氧现象。胎儿还会有呛羊水的情形，使得胎儿窒息，或者引发新生儿肺炎。

（2）脐带感染：急产由于紧急，多数发生在非医务场所，消毒措施不够，容易造成新生儿脐带感染。

（3）易受外伤：因为生得太快，保护不够可能使宝宝受伤。

（4）宝宝出血：由于宫内和外界压力的变化，很容易造成宝宝皮肤下的毛细血管破裂，急产的宝宝面部发红紫，有细小的出血点就是这个原因，而严重的还会造成头部的血管破裂，发生颅内出血。

（5）产妇危害：急产时，子宫急而快地收缩，大

力度和高频率的宫缩将胎儿迅速娩出，极容易造成会阴撕裂，也容易出现产后大出血，以及产后感染。

2. 急产急救要点

（1）叮嘱产妇不要用力屏气，要张口呼吸。

（2）家人应肥皂洗手、消毒（如没有消毒液可用白酒），准备几条干净的大浴巾或毛巾，准备好绑脐带用的橡皮筋或干净绳子，以及一把干净的剪刀。

（3）婴儿头部露出时，用双手托住头部，注意千万不能硬拉或扭动。当婴儿肩部露出时，用两手托着头和身体，慢慢地向外提出。等待胎盘自然娩出。

（4）将婴儿包裹好以保暖。用干净柔软的布擦净婴儿口鼻内的羊水。用橡皮筋或干净的绳子，在距离婴儿肚子 10cm 以上的地方，将脐带绑紧，再用干净剪刀（使用前利用火焰高温消毒）剪断脐带远端。

（5）尽快将产妇和婴儿送往医院。

3. 家中接生要点

一些情况下可能来不及到医院分娩，这时候也不要慌张，按照以下的步骤进行接生。

（1）及时联系医生

产妇应尽量保持镇定，家人应迅速打电话叫救护车。因为救护车赶来需要一段时间，家人可在电话里听从医务人员的指挥，帮产妇接生。

91

（2）做好接生准备

准备几条干净的大浴巾或毛巾，用来擦拭产妇及婴儿，另找来一此干净的不用的衣物，用来吸附生产过程中的血液或羊水。同时还要准备好绑脐带用的橡皮筋或干净绳子，以及一把干净（使用前利用火焰高温消毒）的剪刀。需要强调的是，协助生产者应将双手仔细清洗干净并消毒。

（3）帮产妇接生

1）哈气：告诉产妇要张口呼吸，要哈气，不要用力屏气，以防止婴儿过快娩出。

2）准备生产：在一个平坦的地方，铺上干净的浴巾或其他干净衣物，让产妇以最舒服的姿势，平躺或蹲坐，准备将孩子生下来。最好是在产妇臀部下面垫上干净的毛巾和折叠的衣服或枕头，以便使产妇臀部抬高，有利于胎儿肩膀娩出。

3）产妇用力至胎儿娩出：当胎儿头部生出后，告知产妇哈气（不是用力），必要时反向压迫，以免胎头生出过快。为了避免胎儿头冲出产道太快，使产道和会阴严重撕裂伤，家人可以尝试一手拿小毛巾压住产妇会阴，另一手挡着胎儿，并稍微向上引导，让他能够慢慢地挤出阴道口。婴儿头部露出时，用双手托住头部，千万不能硬拉或扭动。当婴儿肩部露出时，用两手托着婴儿的头和身体，慢慢地向外提出。分娩后几分钟通常会有一股血流出来，胎盘自动娩出并伴随强烈宫缩，产妇可自行按摩腹部，将子宫推到肚脐以下，这样就不会再有太多的出血。

4）迎接宝宝：胎头娩出后，身体接着出来，因为婴儿身上有羊水和胎脂，所以身体会很湿滑，此时，要注意接住婴儿，小心掉落。

5）清理羊水：婴儿完全生下后，应让婴儿躺下，并用干净纱布将婴儿口鼻中的羊水挤出。

6）促使婴儿啼哭：拍打婴儿双脚及背部，以促使婴儿啼哭和呼吸。

7）剪断脐带：接着用橡皮筋或干净的绳子，在距离婴儿肚子10厘米以上的地方，将脐带绑紧，再用干净的剪刀剪断脐带。

8）注意保温：胎儿一离开母体，立刻要承受温度急剧下降的变化，所以给宝宝清洁擦干后要尽快用大毛巾覆盖并抱在怀中保温。

9）娩出胎盘：一般在胎儿娩出后半个小时之内，胎盘会自动娩出，此时，可用盆将胎盘装起来，带到医院检查胎盘是否完全娩出。如果胎盘没有娩出，可暂时不用处理，等到医院后由医生处理。

10）送往医院：做好以上的工作后，就应该将产妇和婴儿尽快送往医院，进行后续处理。

十三、如何预防猝死

猝死是指自然发生、出乎意料的突然死亡。猝死是人的最严重的疾病之一。数据显示，我国平均每天有上千人因为各种原因猝死。

1. 猝死的原因

（1）心血管疾病：约40％~50％，冠心病、急性心肌梗死最为多见。少见有心肌炎、心肌病、瓣膜性心脏病、主动脉夹层破裂、心律失常、高血压及特发性左室肥厚、心脏手术后并发症、先心病等。

（2）呼吸系统疾病：约16％~22％，如肺栓塞、哮喘。

（3）神经系统疾病：约15％~18％，多为脑中风。

（4）消化道出血、急性坏死性胰腺炎等。

（5）异位妊娠破裂，失血过多可引起猝死。

（6）其他病因：如药物过敏、毒品、药品过量等。

2. 猝死的诱发因素

高血压、高血脂、高血糖，吸烟、不良饮食习惯、不良生活方式、工作压力大等都是猝死的诱发因素。

3. 如何避免猝死的发生

猝死常发生在健康的人，虽然不可预测，但可以预防，通过预防就会减少猝死的发生率。

（1）定期体检：无论心脏病患者还是身体健康的人，都应定期进行体检，因为心血管疾病以及心脏性猝死，经常会找上貌似健康的人。特别是心脏有器质性病变，但症状不明显的中年人。

（2）戒烟限酒：吸烟的危害众所周知，吸烟者的冠心病发病率较不吸烟者高3.6倍，吸烟与其他危险因素如高血压、高胆固醇有协同作用，可以使冠心病的发病危险性成倍增加；大量饮酒也是猝死的重要诱因，因此对于没有任何基础疾病的人来说，戒烟限酒是最好的预防手段。

（3）合理膳食：清淡低盐饮食为主，多食新鲜瓜果，用餐不宜过饱。一方面可保持合理体重，因为体重也是心血管事件的重要相关因素；另一方面增加粗纤维和水果蔬菜的摄入量，以保持大便通畅，因为对于有心血管疾病的人来说，便秘也是猝死的一个重要诱因。高蛋白质食物以鱼、鸡肉、牛奶、大豆等为主，食用油最好选择植物油。

（4）防止肥胖：肥胖给心血管系统带来不利的负担，体重超重5公斤，心脏的负担即增加10%。

（5）积极治疗原有的疾病：如高血压、冠心病等。

（6）避免精神过度紧张：精神紧张可使血压升高，心脏负担加重。精神过度紧张还会诱发心率失常，情绪激动很容易诱发冠心病等身心疾病，甚至还可以使

95

已患有心血管疾病的老年人，发生心肌梗死等意外。

（7）生活要有规律：按时睡眠，按时起床，定时进餐，保持良好的卫生习惯。

（8）适量运动：适量的体育锻炼可以改善心血管功能，使身体的血液循环和微循环得到改善。步行是最简单而安全的运动，可以使心脏收缩加强，心跳加快，血流加速，冠状动脉的血流量增多。

（9）清楚家庭周边的医疗机构分布情况，以便及时获得急救。冠心病患者外出时应随身携带硝酸甘油、速效救心丸等。

（10）其他：防寒保暖，谨防感冒，保持大便通畅。

4. 发生猝死如何急救

一旦心跳呼吸停止，生命也将在 4~6 分钟后渐渐终结。这个时候唯一能挽救患者生命的就是立即进行心肺复苏。如果选择送患者到医院或等待医务人员到来才开始实施急救，死亡几乎不可避免。

（1）拨打120急救电话，启动急救系统。

（2）应立即就地抢救，争分夺秒，进行心肺复苏术。

（3）早期进行电击除颤。

第三章

常见家庭意外伤害的急救

一、头部外伤

日常生活里常会看到由于外界的暴力而造成他人的颅脑损伤，比较常见的就有意外交通事故、意外摔伤、严重的运动伤害等。如果处理不当或不及时伤残率甚至死亡率都是极高的，在碰到这种情况时我们应该怎样做呢？

1．头部受伤后有哪些表现

（1）头痛：头部外伤后头痛一般比较剧烈，常伴有恶心、呕吐。若头痛进行性加重，常提示颅内病情加重。

（2）呕吐：早期的呕吐多因迷走或前庭神经等结构受损而致，如后期发生频繁呕吐，则可能是因颅内压进行性增高而引起的。

（3）意识障碍：头部受伤后部分患者立即出现的意识丧失，医学上称之为原发性昏迷，是判断患者有无颅内脑损伤的重要依据。头部外伤后意识障碍也可有不同程度表现，嗜睡是较轻的意识障碍，昏迷则是严重的意识障碍。

（4）出血：一种情况是头皮裂伤后出血；另一种更危险的出血是颅内出血，外观是看不见的。

（5）水样液体从鼻腔或耳道流出：即脑脊液外漏，多于伤后立即发生，常带血色，也可伤后数月才出现，个别情况下漏液早期可自行愈合。

（6）颅骨骨折：颅骨是类似球形的骨壳，容纳和保护颅腔内容。颅骨骨折的危险性不在于颅骨骨折本身，而在于颅腔内容的并发损伤。颅骨骨折往往提示患者伴有较严重的颅内损伤，需要及时救治。

（7）脑组织外露：严重头部外伤可伴有脑组织外露。

（8）休克：休克表现为面色苍白，四肢湿冷，脉搏细弱，全身无力，尿量减少，烦躁不安，甚至昏迷等，多因出血过多而引起。若快速失血量超过全血的20%左右，可引起休克，失血超过全身血液的50%常导致迅速死亡。

（9）心跳呼吸停止：严重头部外伤也可导致患者心跳呼吸停止。

2. 头部受伤后如何进行现场急救

（1）气道保护：如有昏迷，要将患者的头部偏向一侧，或者采取侧卧位，以免呕吐物呛到气管，注意必须及时清除口内的异物；对呼吸心跳停止的患者，立即进行心肺复苏。

（2）快速止血：可采用指压出血动脉或用敷料加压止血，如果现场没有敷料，可就地取材如毛巾、衣物、手帕等代替。

（3）清洁伤口：如周围皮肤有污物，应先用清水洗净，然后用消毒液（常用碘伏）消毒伤口周围皮肤。消毒由伤口边缘开始，逐渐向周围扩大消毒区。最后再用生理盐水冲洗伤口，或用蘸生理盐水的棉球轻轻擦洗伤口（自制生理盐水：1升水加食盐9克煮沸10分钟，冷却后即成）。如果有血液或水样液体从耳、口、鼻流出，可能是颅底骨折造成脑脊液外漏，这个时候我们就要把患者的头部抬高让液体顺着体位流出，千万不要拿东西去塞，只要擦去血液即可，也不可以用水冲洗。

（4）伤口保护：用无菌纱布或敷料完全覆盖保护（现场如没有也可以用清洁棉、布类代替），对于脑组织外露，可将大小适中的盆、碗等扣住保护外露脑组织。

（5）包扎：用三角巾或绷带进行包扎。

（6）快速搬运：用担架搬运，头偏向一侧或采取侧卧位，迅速送往医院救治。

（7）安慰保暖：对于意识清醒的患者，注意语言安慰，盖好毛毯、被子为患者保暖。

99

温馨提示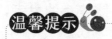

有的头部外伤当时病情不严重，CT检查也不明显，但之后可能会出现延迟性颅脑损伤，常常危及生命。所以，头部受伤后一周内出现头痛、呕吐等症状，须立即到医院复诊。

二、胸部外伤

胸部受伤常见于交通车祸、工矿建筑或地震等自然灾害，其中又以车祸造成的胸部损伤最为多见。

胸腔内包含有维持生命功能的两大重要器官：心脏和肺脏。正常的胸部结构和功能，对维持心脏、肺脏的生理功能极其重要。一旦胸部遭受严重损伤，必然会影响心、肺的功能，甚至导致呼吸循环功能衰竭。若处理不当，后果严重。

1. 胸部受伤后的表现

（1）疼痛：受伤部位剧烈疼痛，呼吸或咳嗽时加剧。

（2）出血：可以是胸壁伤口的出血，也可以是胸腔内出血（即血胸）。

（3）咯血：肺损伤者可有咯血，或在口、鼻腔内可见血性泡沫样分泌物，或数日后于痰内出现陈旧性血块。

（4）呼吸困难：胸腔穿透伤、气胸、多根多段肋骨骨折、肺损伤等均可引起不同程度的呼吸困难。

（5）皮下气肿：胸部皮下组织有气体积存时谓之皮下气肿，以手按压皮下气肿的皮肤，可引起气体在皮下组织内移动，可出现捻发感或握雪感。胸部皮下气肿多由于肺、气管或胸膜受损后，气体自病变部位逸出，积存于皮下所致。严重者气体可由胸壁皮下向颈部，腹部或其他部位的皮下蔓延。

（6）休克：多因胸腔内血管、脏器损伤引起大出血而引起，严重休克会导致患者昏迷。

（7）心跳呼吸停止：严重胸部外伤也可导致患者心跳呼吸停止。

2. 胸部受伤后如何进行现场急救

（1）气道保护：如有昏迷，要将患者的头部偏向一侧，或者采取侧卧位，以免呕吐物呛到气管，注意必须及时清除口内的异物；对呼吸心跳停止的患者，立即进行心肺复苏。

（2）快速止血：采用敷料加压止血，如果现场没有敷料，可就地取材如毛巾、衣物等代替。

（3）清洁伤口：如周围皮肤有污物，应先用清水洗净，然后用消毒液（常用碘伏）消毒伤口周围皮肤。消毒由伤口边缘开始，逐渐向周围扩大消毒区。最后再用生理盐水冲洗伤口，或用蘸生理盐水的棉球轻轻

101

擦洗伤口。

（4）伤口保护：用无菌纱布或敷料完全覆盖保护（现场如没有也可以用清洁棉、布类代替）。

（5）包扎：用三角巾或绷带进行包扎。

（6）快速搬运：用担架搬运，迅速送往医院救治；转送时应取30°的半坐体位，并用衣物将患者上身垫高，有休克者可同时将下肢抬高；避免搬运给患者增加痛苦或加重损伤。

（7）安慰保暖：对于意识清醒的患者，注意语言安慰，盖好毛毯、被子为患者保暖。

三、腹部外伤

腹部受伤包括开放性损伤和闭合性损伤。轻者仅有腹壁皮肤和肌肉挫伤，严重者可导致胃肠、肝脏、胰腺、脾脏、肾脏等内脏器官破裂，情况是非常紧急的。大多数时候患者并没有腹部皮肤的严重损伤，但内脏却破裂了，引起内出血，往往致人命。所以一旦腹部受伤，应立即到医院就诊。

1. 腹部受伤后有哪些表现

（1）腹痛：肝、脾、胃肠等脏器损伤引起腹内出血、腹膜炎，腹痛剧烈。

（2）出血：可以是腹壁伤口的出血，也可以是腹腔内出血。

（3）肠管膨出：腹部皮肤裂开以后常有肠管膨出。

（4）休克：多因腹腔脏器损伤引起大出血而引起，因血液流到腹腔内，外观无明显出血，但可见腹部因血液集聚而逐渐膨隆，严重休克会导致患者昏迷。

2. 腹部受伤后如何进行现场急救

（1）气道保护：如有昏迷，要将患者的头部偏向一侧，或者采取侧卧位，以免呕吐物呛到气管，注意必须及时清除口内的异物；对呼吸心跳停止的患者，立即进行心肺复苏。

（2）快速止血：如有外出血，采用敷料加压止血。

（3）清洁伤口：如周围皮肤有污物，应先用清水洗净，然后用消毒液（常用碘伏）消毒伤口周围皮肤。消毒由伤口边缘开始，逐渐向周围扩大消毒区。最后再用生理盐水冲洗伤口，或用蘸生理盐水的棉球轻轻擦洗伤口。

（4）伤口保护：用无菌纱布或敷料完全覆盖保护伤口（现场如没有也可以用清洁棉、布类代替）。如肠管脱出体外，盲目将其送回腹腔内可能会导致严重的感染，先用大块的无菌纱布（如没有也可用清洁棉、布类代替）覆盖在脱出的内脏上，再用大小合适的碗或盆罩在其上予以保护。

（5）包扎：用三角巾或绷带进行包扎。

（6）快速搬运：患者取仰卧位或半卧位，膝部垫枕而下肢屈曲使腹部肌肉松弛；控制咳嗽，也不要喝

103

水吃东西；用担架搬运，迅速送往医院救治。

（7）安慰保暖：对于意识清醒的患者，注意语言安慰，盖好毛毯、被子为患者保暖。

四、会阴部外伤

会阴部损伤大多是从高处意外跌下会阴恰巧骑跨在硬性物体上，或暴力冲撞，脚踢等所致。常见损伤为尿道损伤、血肿、挫裂伤、出血等。

1. 会阴部受伤的表现

（1）局部疼痛。

（2）出血：可以是外出血，也可以是皮下出血，如会阴部、阴囊处有肿胀、瘀斑，甚至形成大的血肿。

（3）血尿、尿痛或无尿：提示尿道损伤，多见于男性。表现为尿道流血，或尿为血红色，排尿时常常疼痛剧烈，尿道断裂则不能排出小便，患者会有严重胀尿，必须尽快到医院泌尿外科急救。

2. 会阴部受伤后如何进行现场急救

损伤轻者可自行予以清洁、消毒、止血、包扎，冷敷血肿，密切观察，如有异常及时到医院检查治疗。

重者常常需要立即送医院救治，现场急救处置参考腹部损伤进行。

五、脊柱骨折

脊柱骨折一般见于严重外伤，如高空落下，重物打击头颈或肩背部，塌方事故，交通事故等。脊柱损伤伤情多较复杂，多复合有其他部位损伤，病情严重者可发生瘫痪，甚至危及生命。

1. 脊柱骨折后的表现

（1）疼痛：具有骨折患者所特有的剧烈疼痛，除昏迷或重度休克病例者外，几乎每个患者均出现，尤以在搬动躯干时为甚，常感无法忍受。因此，患者多采取被动体位而不愿做任何活动，因此在检查与搬动时应避免加重疼痛。

（2）活动受限：脊柱骨折均出现明显的活动受限，因此切忌让患者坐起或使身体扭曲，也不应让患者做各个方向的活动，以免产生骨折移位加重神经损伤，甚至造成截瘫。

（3）瘫痪：脊柱骨折损伤脊髓神经时即可发生瘫痪。可因受损部位不同而出现双下肢麻木、瘫痪（胸腰部脊柱受伤），也可以是四肢瘫痪（颈椎受伤）。高位颈椎损伤一旦危及颈髓的生命中枢，患者多立即死亡。

（4）大小便失禁：胸腰部脊柱受伤累及脊髓神经则可发生大小便失禁。

（5）其他：脊柱受伤常合并有其他损伤，重者还

105

发生休克等。

2. 脊柱骨折后如何进行现场急救

（1）气道保护：如有昏迷，要将患者的头部偏向一侧，或者采取侧卧位，以免呕吐物呛到气管，注意必须及时清除口内的异物；对呼吸心跳停止的患者，立即进行心肺复苏。

（2）止血与伤口处理：如有伤口，参考之前方法处置。

（3）包扎：用三角巾或绷带进行包扎，切忌让患者坐起或使身体扭曲，也不应让患者做各个方向的活动，避免加重疼痛或神经损伤，甚至造成截瘫。

（4）固定搬运：脊柱骨折患者的固定搬运必须使用脊柱板担架或木板制作的硬质担架，将患者牵拉伸直状态固定于担架上进行搬运，绝不可用帆布软担架搬运。

（5）安慰保暖：对于意识清醒的患者，注意语言安慰，盖好毛毯、被子为患者保暖。

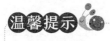温馨提示

人们有个习惯，当发现有人跌伤倒地时，总想将其扶起。特别是对神志丧失的人，常采取扶坐、拍打呼叫的方式，促使其醒来。其实，这对于头、胸、脊柱、骨盆等重要部位受伤的患者来说是很危险的动作。

● 凡怀疑有脊柱损伤者，需要搬动时应使其脊柱处于牵拉伸直状态，这样即使有椎骨骨折，也不会再加重脊髓神经的损伤。绝不可以采取一人抬腋窝部，一人抬下肢的搬运方法，致使骨折碎片刺伤脊髓神经。

● 给脊柱损伤患者翻身时至少要三人上下同时用力，让其脊柱保持在轴线位置，同速翻转体位，绝不可"扭麻花"式地翻身，那样会扭断或挤碎骨折部位的脊髓，导致或加重截瘫。

● 尤其对于颈椎损伤应特别谨慎，现场急救过程中保证伤者的头颈部不后仰、不前屈、不旋转，始终与躯干保持一线。

六、骨盆骨折

骨盆骨折多为强大的外力所致。由于骨结构坚固以及盆内含有脏器、血管与神经等重要结构，因此骨盆骨折的发生率较低，但病死率较高，是机动车事故死亡的三大原因之一，仅次于颅脑伤和胸部损伤。

1. 骨盆骨折的表现

（1）患者有严重外伤史，尤其是骨盆受挤压的外伤史。

107

（2）疼痛广泛，活动下肢或坐位时加重。

（3）局部压痛、淤血，可见尿道口出血，会阴部肿胀。

（4）下肢旋转、短缩畸形。

（5）骨盆内动脉丛和静脉丛极为丰富，周围组织疏松，一旦损伤，出血难以自止，因此骨盆骨折后可引起严重出血，易导致休克，甚至死亡。

2. 骨盆骨折如何进行现场急救

（1）气道保护：如有昏迷，要将患者的头部偏向一侧，或者采取侧卧位，以免呕吐物呛到气管，注意必须及时清除口内的异物；对呼吸心跳停止的患者，立即进行心肺复苏。

（2）止血与伤口处理：如有伤口，参考之前方法处置。

（3）包扎：如有伤口，用三角巾或绷带进行包扎，切忌让患者活动，避免加重疼痛和出血。

（4）担架固定：骨盆受伤患者的搬运必须使用担架，将患者保持原有身体状态固定于担架上进行搬运。用宽布带从臀后向前绕骨盆，在下腹前打结固定，将患者平托仰卧放在木板担架上，屈膝并垫好软物，用宽布带围绕膝关节固定。

（5）安慰保暖：对于意识清醒的患者，注意语言安慰，盖好毛毯、被子为患者保暖。

温馨提示

● 骨盆骨折患者往往为复合损伤，急救过程中尽量减少搬动患者的次数，以免加重疼痛和出血。

● 为保护患者，避免加重损伤，应尽量避免徒手搬动患者，可使用担架或床单整体过床，不可随意改变患者体位。

● 骨盆严重骨折易引起大出血而导致休克甚至死亡，如果搬运时未加固定，易造成骨盆骨折错动，损伤血管使伤情加剧导致危险，故抢救时应使用布带固定骨盆后再搬运伤者。

七、四肢外伤

四肢外伤包括四肢软组织损伤、四肢骨折、离断伤、挤压伤等。

1. 四肢外伤的表现

（1）疼痛：四肢受伤后局部出现疼痛、肿胀、青紫，伴有骨折时疼痛更剧。

（2）出血：以外出血为主，常需要紧急止血。

（3）皮肤撕裂、剥脱：多见于交通事故及工厂机械事故中，由汽车碾挫伤而致的四肢皮肤片状、脱套状及潜在性大面积皮肤剥脱。这种损伤污染严重，容易并发感染，甚至需要截肢。

（4）骨折：如果摔倒或受其他外伤以后，四肢的某个部位疼痛剧烈、发生畸形或活动受限，就要想到可能是发生了骨折。尤其是老年人，四肢受外伤更容易发生骨折。有时可以看见骨折断端外露。

（5）肢体离断：多由于意外车祸、机械伤、刀具伤和故意伤害造成的手指、足趾、四肢等部位肢体离断。

（6）其他：如伴有神经损伤，可能出现肢体麻木，如有大出血，可发生休克等。

2. 四肢受伤后如何进行现场急救

（1）快速止血：紧急状况下可采用压迫动脉近心端进行止血；通常采用敷料加压止血，如果现场没有敷料，可就地取材如毛巾、衣物、手帕等代替；如出血难以控制，选择止血带止血，注意标明时间，并每隔1小时放松止血带1~2分钟。

（2）清洁伤口：方法如前述。

（3）伤口保护：用无菌纱布或敷料完全覆盖保护（现场如没有也可以用清洁棉、布类代替）。

（4）包扎：用三角巾或绷带进行包扎。

（5）骨折固定：骨折发生后，应当迅速使用夹板进行固定。如果不固定，让骨折部位乱动，有可能损伤神经血管，并加重疼痛。具体固定方法见第一章。注意对于外露的骨折断端不可还纳回去，以避免加重损伤或污染；固定后，要暴露出手指或足趾，以便观察末梢血运，如出现指（趾）苍白、麻木、疼痛、肿胀、甲床青紫等症状时，说明固定、捆绑过紧，循环不畅，应立即松开，重新包扎固定。

（6）快速搬运：下肢骨折或病情重者选择担架搬运，迅速送往医院救治；有休克者可同时将下肢抬高。

（7）安慰保暖：对于意识清醒的患者，注意语言安慰，盖好毛毯、被子为患者保暖。

3. 断肢的保护

目前断肢再植的成功率大大提高，如果断离肢体的处理保护不当，或由于耽误时间太长，将失去再植的机会。

（1）不完全离断的肢体，应使用夹板制动，以便转运和避免加重损伤。

（2）完全离断肢体的远端，应使用无菌敷料或用清洁的布料、毛巾等包裹，并保存在干燥的低温环境中，与病员一同急送有再植条件的医院。

（3）不能浸泡在冰水之中，也不要让冰块直接接触皮肤，更不要用消毒液、盐水直接浸泡断肢。

（4）送去医院时越快越好，超过8小时以上再植难以成功。

八、触电如何施救

触电通常是指人体直接触及电源或高压电经过空气或其他导电介质传递电流通过人体时引起的组织损伤和功能障碍的伤害性意外事故。重者发生心跳和呼吸骤停导致死亡。

1. 触电后有哪些表现

（1）轻者表现为惊恐、心慌、面色苍白、头晕、乏力，接触部位肌肉收缩。

（2）电击部位皮肤有灼伤、焦化或炭化。

（3）重者立即表现为昏迷、强直性肌肉收缩，甚至心跳、呼吸停止。

2. 触电后如何进行现场急救

应坚持迅速，就地，准确，不间断的原则。呼吸心跳停止患者，必须分秒必争，马上就地用心肺复苏法进行抢救，同时拨打急救电话120，争取尽早获得医务人员救治。不能只根据没有呼吸或脉搏判定患者死亡而自行放弃抢救。在急救时应做到：

（1）确保现场环境安全，做好自我防护。

（2）迅速切断电源或用干燥的木棒将电线拨开，电源不明时，不能直接用手接触触电者。

（3）在潮湿地方，要穿绝缘胶鞋，戴胶皮手套或站在干燥木板上以保护自身安全。

（4）判断触电者是否清醒，有无呼吸，对呼吸心跳停止的立即实施心肺复苏，不要轻易停止、放弃。

（5）如果触电者失去知觉，但还有呼吸、心跳，应使其平卧，要保持空气流通，注意保暖。

（6）如果触电者清醒，但有心慌、四肢发麻、全身无力等症状，或者是昏迷后清醒过来，应使其安静休息，不要走动，安慰、守护好伤病员，及时送医院治疗。

（7）如合并有其他损伤（如跌伤、出血等），应作相应的急救处理。

九、溺水该怎么救

溺水是由于人体淹没在水中，呼吸道被水堵塞或喉痉挛引起的窒息性疾病。溺水时可有大量的水、泥沙、杂物经口、鼻灌入肺内，可引起呼吸道阻塞、窒息、缺氧和昏迷直至死亡。溺水整个过程十分迅速，常常在数分钟内即死亡。

113

1. 落水后如何自救

不会游泳的人一落水，往往都是惊恐万分，拼命挣扎，殊不知杂乱无序的动作只能加速落水者的沉没，失去生存机会。

（1）人整体入水后，只要保持憋气，肢体自然舒展向下划水，身体即可从水中飘浮于水面，注意使头顶向后，面部朝上，则可使口鼻露出水面，此时就能进行呼吸，注意呼气宜浅，吸气宜深。如不能持续浮于水面，将头部及全身间歇地浸没在水中，再次重复前述动作，可延长生存时间。

（2）自救成功的关键是溺水者不可将手或整个头部高于水面，要知道露出水面的部位越多，水对人体的浮力就越小，人体必然下沉。要使口鼻露出水面，必须使身体的其他部分浸没于水中以增加浮力。

2. 水中发生肌肉抽筋如何自救

游泳时抽筋多发生于小腿和足趾部位，但手指、大腿甚至腹部也会发生抽筋。抽筋的自救一般采用拉长痉挛肌肉的方法，当痉挛的肌肉被外力牵拉伸长到一定程度后抽筋一般即可解除。

（1）手指抽筋，则可将手握拳，然后用力张开，迅速反复多做几次，直到抽筋消除为止。

（2）上臂抽筋时，紧握拳头，并尽量曲肘，再用力伸直，反复做几次。

（3）小腿或脚趾抽筋，先吸一口气仰浮水上，用抽筋肢体对侧的手握住抽筋肢体的脚趾，并用力向身体方向拉，同时用同侧的手掌压在抽筋肢体的膝盖上，帮助抽筋腿伸直。

（4）大腿抽筋时，先吸一口气，然后仰浮水面上，弯曲抽筋的大腿和膝关节，再两手抱住小腿，用力使它贴在大腿上并加以颤动，然后用力向前伸直。

3. 救助落水者的技巧

（1）当溺水者离岸不远且尚在挣扎时，最好的救援方式是丢绑绳索的救生圈或长竿类的东西，或就地取材，树木、树藤、枝干、木块、矿泉水瓶都可利用来救人。

（2）若离岸边较远，最好还是划船或驾船前往搭救，不要徒手下水救人。

（3）即使下水救人也尽量使用救生圈、木板、竹竿等物间接施救，使溺水者握住再拖带上岸。

（4）必须直接施救时要从溺水者后方进行救援。用一只手从其腋下插入握住其对侧的手，也可以托住其头部，用仰游方式将其拖至岸边。拖带溺水者的关键是让他的脸朝上并露出水面。

（5）万一被溺水者缠住，应速设法摆脱，不然准死无疑。须知当一个人面临死亡的一瞬间，出劲的力量绝对惊人。摆脱的方法是深吸一口气憋住，把对方压下水面以下，有如同归于尽，但溺水者这时为了吸气，必定踩您肩头上，您可趁此机会顶住他三至五秒，让其头部露出水面，顺畅换气及观察四周，配合岸上的同伴把木块、木头等漂浮物投入水中，只要溺水者抓住任何一物都能保命。

（6）若您未接受过专业救人的训练或未领有救生证的人，切记请不要轻易下水救人。救人不成反溺亡的教训实在是太多了。谨记一点：会游泳并不代表您会救人。

4. 溺水岸上急救

（1）打开溺水者的口腔，清除口鼻中的泥土、杂草、唾液或痰液等，注意将舌头拉出，并打开气道，保持呼吸道通畅。

（2）可将患者放在救护者屈膝的大腿上，头部向下，随即按压背部，使呼吸道和胃内的水流出，也可将患者放在一斜坡上，头低脚高，头偏向一侧，施救者推压上腹部及胸部以利水排出（图3-1）。

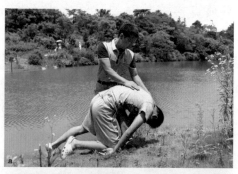

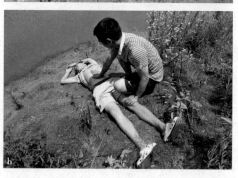

图 3-1 溺水患者的排水

（3）如果患者呼吸心跳已经停止，立即拨打120急救电话，并立即进行心肺复苏。

十、烧伤后的正确处理方法

烧伤一般是指由热力（包括热液、蒸汽、高温气体、火焰、电能、化学物质、放射线，灼热金属液体或固体等）所引起的组织损害。主要是指皮肤或黏膜的损害，严重者也可伤及其他组织，也有将热液、蒸汽所致之热力损伤称为烫伤，火焰，电流等引起者称为烧伤。日常生活中最常见的是火焰烧伤及开水烫伤。

1. 烧伤后有哪些表现呢

烧伤后的表现跟皮肤受损程度有关。温度越高，作用时间越长，损害则越重，反之越轻，不同程度烧伤表现如下。

Ⅰ度烧伤

损伤最轻，烧伤皮肤发红、疼痛、明显触痛、有渗出或水肿；轻压受伤部位时局部变白，但没有水疱；一般2～3天内症状消退，3～5天痊愈，脱屑，无瘢痕。

Ⅱ度烧伤

损伤较深，皮肤有水疱，水疱底部呈红色或白色，充满了清澈、黏稠的液体。触痛敏感，压迫时变白。

Ⅲ度烧伤

损伤最深，烧伤表面可以发白、变软或者呈黑色、

117

炭化皮革状。由于被烧皮肤变得苍白，在白皮肤人中常被误认为正常皮肤，但压迫时不再变色；Ⅲ度烧伤区域一般没有痛觉，因为皮肤的神经末梢被破坏；Ⅲ度烧伤需要植皮后愈合，遗留瘢痕，畸形。

2. 烧伤后如何进行现场急救

（1）冷疗：烧伤后将受伤的肢体放在流动的自来水下冲洗或放在大盆中浸泡，若没有自来水，可将肢体浸入井水、河水中。冷疗可降低局部温度，减轻创面疼痛，阻止热力的继续损害。所以烧伤后的冷疗越早越好，不要担心水中有细菌、烧伤创面接触生水会感染。应毫不犹豫地进行创面早期冷疗处理，使损伤降到最低限度。水温一般为 15~20℃，有条件者可在水中放些冰块以降低水温。冷疗持续的时间多以停止冷疗后创面不再有剧痛为准，大约为 0.5~1 小时。

（2）对于酸、碱造成的化学性烧伤，早期处理也是以清水冲洗，且应以大量的流动清水冲洗。

（3）包扎：被烧伤的创面要用无菌敷料或清洁的被单或衣服包扎，但要注意不要将创面上的水泡弄破；不要在创面上涂抹任何治疗烧伤的药品，避免影响深度判断；如皮肤与衣物粘连过紧，不可勉强分离，以免撕脱皮肤；因爆炸燃烧事故受伤的患者，创面污染严重，无需强行清除创面上的衣物碎片和污物。

（4）补充盐水：大面积烧伤的患者因为大量的水分从烧伤部位丢失，常感极度口渴，如有条件可口服淡盐水，而不能大量喝白开水、矿泉水、饮料等，否则会加剧体内代谢紊乱。

(5) 合并症处理：对于心跳、呼吸停止者，要首先给予心肺复苏治疗；合并四肢大出血者应上止血带；伴有骨折的给予简单固定。

(6) 搬运：尽快送到医院进行治疗。

温馨提示

● 热水（热水瓶、水壶、饮水机）要放置在安全的地点，防止碰撞后热水洒出烫伤；

● 热水袋使用热水，温度不高于60℃，尤其注意不要灌开水，不要坐在热水袋上；

● 给孩子洗澡时，先放冷水，后放热水。

● 孩子的水、汤、饮料、牛奶等要家长要先尝试温度。

十一、冻伤的处理

119

冻伤是寒冷引起的局部组织损伤，是低温引起的炎症，是一种冬季常见病。好发于身体的末梢部位，如足、手、耳及面部等，因这些部位暴露于体外，表面积较大，皮下组织少，保温能力差，而热量易发散。

1. 冻伤的种类

可分为冻疮、战壕足、冻结性损伤。

（1）冻疮：在寒冷气候条件下于暴露部位皮肤上出现的限局性紫红色斑块及肿胀。多发生于末梢血循环较差的部位和暴露部位，如手足、鼻、耳廓、面颊等处。表现为患部皮肤苍白、冰冷、疼痛和麻木或者现水肿红斑，环境温度升高时皮肤瘙痒，严重者可能会出现患处皮肤糜烂、溃疡等现象。

（2）战壕足：在战壕中遇雨雪，或下肢泡在水中时出现的寒冷损伤。

（3）冻结性损伤：是指机体暴露于低温环境，在寒冷的作用下，局部组织发生冻结后引起的病变。表现为受冻部位皮肤苍白无血色，冻区冷硬肿胀，皮肤呈青紫色或青灰色，感觉迟钝或消失。

2. 冻伤的处理

（1）轻度冻伤后，要多活动，按摩受冻部位，促进血液循环。

（2）冻伤患者应尽快撤离寒冷环境，给予适当热饮料，全身及患部保暖。

（3）温水快速复温，将受冻部位浸泡在温水中，水温保持 40 ~42℃ 为宜，持续到冻区软化，皮肤和甲床转红即可，常需 30 ~60 分钟。注意快速复温时疼痛剧烈，可口服止痛药以减轻疼痛；复温后可出现水泡，肿胀可更明显；若无温水复温条件可将患部置于自身或他人暖和体部进行复温。

（4）必要时可在温水中行全身浸泡，逐渐恢复体温。

（5）病情严重要尽早送到医院，转送途中注意保暖，防止外伤。

十二、警惕宠物致伤

近年来，随着人们生活水平的不断提高，不少城市出现宠物热，养猫养犬的人越来越多。人与猫、犬的距离越来越近，它们成了人类的朋友和家庭中的"特殊公民"。这些可爱的宠物给人们带来了无限快乐的同时，也会将某些宠物病感染给人，这些病叫人与宠物共患病。这些病一共有40多种，主要有：寄生虫病、狂犬病等，所以在养宠物时要注意自身的防护。宠物致伤最大的危害是感染狂犬病。

1．什么是狂犬病

狂犬病是一种自然疫源性疾病，温血动物对狂犬病病毒都易感；狂犬病病毒的主要储存宿主是野生动物，但人类感染的狂犬病病毒主要由狗、猫携带和传播；我国的狂犬病约95％为狗咬伤所致；貌似健康的猫、狗也会携带病毒传播狂犬病；一旦发生狂犬病则死亡率几乎100％。

121

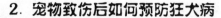

2. 宠物致伤后如何预防狂犬病

（1）伤口处理包括彻底冲洗和消毒处理，局部伤口处理越早越好。用20％的肥皂水和一定压力的流动清水交替清洗、冲洗伤口至少15分钟。然后用生理盐水或清水将伤口洗净，用消毒液或白酒涂擦伤口。

（2）如伤口情况允许，尽量避免缝合，也可以不包扎，用透气性敷料覆盖创面。

（3）伤口较大需缝合的，应当立即处理伤口并注射狂犬病被动免疫制剂，随后接种狂犬病疫苗。损伤较小如轻微抓伤、擦伤，尽快接种狂犬病疫苗。

（4）狂犬病疫苗接种越早越好。一般咬伤者于0天（当天），第3天，第7天，第14天和第28天各注射狂犬病疫苗1个剂量。狂犬病疫苗不分体重和年龄，每针次均接种1个剂量（供参考，具体听从指导医生建议）。

（5）一般情况下，全程接种狂犬病疫苗后体内抗体水平可维持至少1年。1年之后如再次受伤，则继续按照原有程序完成全程接种。

3. 狗打了疫苗后，伤人还需要接种吗

目前，狗猫等动物需要每年定期接种正规且合格的兽用狂犬病疫苗，才能有效预防动物狂犬病的发生。如果动物每年接种狂犬病疫苗的资料齐全，能够证明预防接种的动物免疫有效，人被这样的动物咬伤抓伤的话，可以只进行伤口处置而不接种疫苗。

但是，因为很多时候无法对动物接种兽用狂犬病疫苗后的免疫效果进行评价，所以伤者还应注射狂犬病疫苗。

十三、毒虫蜇咬伤的处理

1．毒蛇咬伤

分布在我国的毒蛇有四十多种，主要有眼镜蛇、银环蛇、金环蛇、海蛇、竹叶青和五步蛇等。夏秋季节是蛇频繁活动的时期，野外游玩、田间劳作、夜行等都有可能被其咬伤。据相关统计显示，我国每年被毒蛇咬伤达10万人次，死亡率为5%～10%。毒蛇咬伤发病急，数小时就会危及生命，必须紧急施救。

（1）如何区分有毒蛇

首先从蛇的外形来看，毒蛇全身的花纹异常鲜艳，头小呈三角形，尾巴比较短，从肛门以后突然变细。毒蛇多喜欢夜间活动。反之，就是无毒蛇。第二步要看口内牙齿，有毒蛇的牙齿外面带钩，中间是一条空的细管，用来输送毒液。而无毒蛇的牙齿大小相等，不带钩。从被咬牙痕上看，无毒蛇牙痕多成排，且齿痕较浅；毒蛇牙痕呈两点或数点，且齿痕较深。

（2）毒蛇咬伤中毒后有哪些表现

不同的毒蛇其蛇毒成分不同，可分为神经毒、血

123

液循环毒和混合毒，其中毒后表现也不同。

1）神经毒：伤口局部症状轻，仅有轻微刺痛、微痒、麻木、感觉减退，往往容易忽视而耽误诊治。全身症状出现较迟，一旦出现，病情发展迅速，可出现全身不适、头晕眼花、呼吸困难、视力模糊等症状，如不及时抢救可危及生命。

2）血液循环毒：伤口局部红肿、疼痛剧烈，流血不止，肿胀迅速向肢体上端蔓延，常有水泡、瘀斑；中毒严重者可引起血压下降、心律紊乱，少尿、无尿等肾衰竭表现，最后死于循环衰竭。

3）混合毒：伤口周围红肿疼痛，范围迅速扩大，伤口流血不多但很快闭合变黑。伤口周围有血泡。全身中毒症状于咬伤后 2～6 小时出现，常感疲倦、呕吐、畏寒、吞咽困难、语言障碍、心律紊乱的表现。

（3）毒蛇咬伤如何进行现场急救

1）镇静：一旦被蛇咬伤，应保持镇静，惊慌奔走只会加速毒液的吸收和扩散。

2）结扎：手指、脚趾被毒蛇咬伤后，立即结扎伤指的根部，阻止静脉血的回流，结扎要迅速，越快越好，可有效减少毒液的扩散与吸收。如果是四肢其他部位被毒蛇咬伤，可按照第一章"止血带止血"的方法进行绑扎，以阻止静脉血的回流，减少毒液的扩散与吸收。

3）冲洗：结扎后，应对伤口冲洗。可用消毒液或清水把伤口周围的残余蛇毒冲掉。

4）排毒：冲洗后进行扩创排毒，先以伤口为中心，用小刀切开一个"十"字切口，或在两个毒牙痕之间划"一"字形切开，深达皮下组织，如有毒牙应取出。然后对扩创的伤口吸毒，最简单的方法是用嘴吸吮，吸出的毒液要迅速吐掉，以免中毒。也可采用拔火罐的方式吸除毒素。

5）辨认毒蛇：疗蛇毒的关键是对"蛇"下药，被哪种毒蛇咬伤，就用哪种抗蛇毒血清，疗效最佳。

2. 蜂蜇伤

蜂蜇伤是蜂尾部的毒刺刺入人体，其毒汁进入身体之后，引起局部或者全身中毒反应。被黄蜂、蜜蜂蜇伤后，一般只在蜇伤的部位出现红肿、疼痛、数小时后可自行消退。被成群的蜂蜇伤可致死亡。

（1）蜂蜇伤后有哪些表现呢

皮肤被刺伤后立即有灼痒和刺痛感，不久局部红肿，发生风团或水疱，中央被蜇伤处有一瘀点，如多处被蜇伤，可产生大面积显著的水肿，有剧痛，一般情况下数小时后可自行消退。如眼周围被蜇伤使眼睑高度水肿。口唇被蜇，口腔可出现明显的肿胀或伴发全身性风团。严重者还出现畏寒、发热、头晕、头痛、恶心、呕吐、心悸、烦躁或出现抽搐、肺水肿、昏迷或休克、死亡。

（2）蜂蜇伤后如何处理

1）蜇伤后要首先检查患处有无毒刺折断留在皮内，可用镊子拔出断刺，蜜蜂蜇伤后毒刺易折断在皮内，其他蜂蜇伤一般不折断毒刺；然后将毒汁吸出或者用手将四周皮肤捏起，把毒汁挤出。

2）黄蜂的毒液为碱性，伤口可用酸性物质如食醋、醋酸等冲洗，以中和毒液。

3）蜜蜂的毒液为酸性，伤口可用苏打、氨水、肥皂水及碱水等冲洗。

4）用冰袋外敷，起到止痛作用。

5）出现全身症状的严重患者应去医院治疗。

3. 蝎子蜇伤

蝎属于蛛形纲，蝎目，我国以北方多见。俗话说"毒如蛇蝎"，可见蝎子毒性很大。蝎毒腺内含有强酸性的毒液，为神经性毒素、溶血性毒素及抗凝血素等，蝎子尾巴上有一个锐利的钩，与毒腺相通。蝎子常在夜间出动，人在黑暗之处不慎碰上蝎子，其尾钩就会刺入皮肤并释放毒汁，产生毒性反应。

（1）蝎子蜇伤后有哪些表现呢

一种情况是被蜇后局部感到剧烈的疼痛，随即伤口处发生显著的红肿或水疱、瘀斑，甚至皮肤坏死，这是溶血性毒素所致。另一种是皮肤症状并不严重，但表现全身中毒症状明显，这是由于神经毒素引起的严重全身反应，如头晕、头痛、发热、恶心、呕吐、流涎、流泪、心悸、嗜睡、发绀、气急、大量出汗、喉水肿、吞咽困难、血压下降、反射性痉挛，少数可出现尿闭、肺水肿、精神错乱，最后呼吸麻痹而死亡。特别是5岁以下儿童若被大山蝎蜇伤，可迅速出现严重的全身中毒症状，可在数小时以内死亡。

（2）蝎子蜇伤后如何处理

1）查看伤处，若有毒刺残留，迅速拔出。

2）立即结扎伤口的上部，减少毒液的扩散与吸收。

3）吸出毒液或者用手自伤口周围向伤口处用力挤压，使含有毒素的血液由伤口挤出。必要时到医院切开伤口，清洗伤口毒液。

4）伤口用冰敷，可以减轻疼痛，减少毒素的吸收。

5）若出现头痛、头昏、发热、呕吐等全身症状应立即就医。

4. 蜈蚣咬伤

蜈蚣俗称"百足虫"，属多足纲，常在阴暗潮湿的地方栖生。两前足各具有一对附肢，这是一对毒肢，亦称毒爪，爪末端呈钩状，中央为管状与体内毒腺相通，当毒爪刺入皮肤时即放出毒汁，引起皮肤损伤和全身中毒症状。蜈蚣咬伤其伤口是一对小孔，毒液为酸性。

（1）蜈蚣咬伤的表现

表现为局部红肿、疼痛、发麻；若被大蜈蚣咬伤，注入毒汁较多，除局部皮肤发生红肿或坏死外，还可出现发热、恶心、呕吐、头晕、头痛、心慌、谵语及抽搐等全身中毒症状，尤其儿童可危及生命。

（2）蜈蚣咬伤后如何处理

1）立即用肥皂水、小苏打水等碱性水溶液冲洗伤口，以中和蜈蚣的酸性毒液。

2）尽量吸除毒液。

3）当红肿显著、疼痛剧烈时，可口服止痛片，也可蛇药外敷或口服。

4）若出现全身中毒症状，如头痛、头昏、发热、呕吐时，应立即到医院治疗。

十四、鱼刺卡喉该咋办

鱼刺卡喉后若不及时取出，局部可因异物感染而发生颈深部的脓肿，甚至肺脓肿，并进而发展成败血症、脓毒血症等。脓肿腐蚀血管可发生大出血，后果则更加严重。因此，及时正确地处理非常重要。

民间"土方法"常采用吞咽饭团或菜团，希望以囫囵吞枣的方式将鱼刺带入胃中，其实这样做是很危险的。因为咽喉食管较为柔软，用饭团挤压尖锐鱼刺，就如钉钉子一样，会把鱼刺越挤越深，刺入黏膜内。同时也可能把鱼刺推入咽喉部、食管，导致鱼刺更难取出。而且咽喉食管周围有许多大血管，鱼刺刺伤血管后可造成大出血，或者刺破黏膜造成感染、化脓、形成脓肿。因此鱼刺卡喉后绝不能使用吞食饭团的方法。

还有人主张使用"偏方"——喝醋，希望将鱼刺化掉。我们曾做过试验，将鱼刺置入食醋中两天后取出，鱼刺仍比较坚硬。而且喝醋时醋液在喉咙只能停留几秒钟，就进入到胃部。因此喝醋对软化鱼刺毫无用处。

鱼刺卡喉的正确去除方法

（1）稍用力咳嗽可使位置较浅的大部分鱼刺咳出。

（2）用筷子或牙刷柄放在舌前部分，轻轻平压，观察口咽部是否有鱼刺。如看见有鱼刺，可用稍长的镊子或筷子钳住，轻轻拔出来。

（3）将压舌板稍偏向一侧压住舌部并嘱发"啊"音，可以观察咽部的前后上下，容易发现鱼刺。

（4）以上方法仍不能取出鱼刺，及时就医。目前已有很多先进的仪器可用于咽部、食管及胃内的异物取出，不需开刀手术。

129

温馨提示

● 发生鱼刺卡喉，千万不能以吞咽饭团或菜团的方式将鱼刺带入胃中。

十五、气道异物的紧急处理

　　气道异物是一种耳鼻喉科常见的危急疾病，常能引起各种不同程度的呼吸困难，甚至死亡。以前认为只有幼小的儿童因为吃东西不当而造成的气管异物，而在现实生活中，老年人吃东西不当而造成的气管异物也不在少数！气道异物以花生、瓜子、豆类等植物性异物最为常见，其次为鱼刺、骨片、铁钉、塑料笔套、假牙等。

1. 发生气道异物有哪些原因

　　（1）饮食不慎。成年人大多发生在进餐时，因进食急促、过快，尤其是在摄入大块的，咀嚼不全的食物时，若同时大笑或说话，很易使一些肉块、鱼团、菜梗等滑入呼吸道。

　　（2）个别老年人因咳嗽，吞咽功能差，或不慎将假牙或牙托误送入呼吸道。

　　（3）婴幼儿和儿童有口含异物的习惯，且因防御咳嗽力弱，反射功能差，一旦嬉笑或啼哭时，可因误吸气而将口腔中的物品吸入呼吸道，如异物不能咳出，则病情严重，预后也较差。

　　（4）昏迷患者，因舌根后坠，胃内容物和血液等返流入咽部，也可阻塞呼吸道入口处。

130

2. 气道异物有哪些表现

当异物吸入气管，立即发生剧烈呛咳，顿时面红耳赤，并有憋气、呼吸不畅等症状，若异物为瓜子类，因其体轻而光滑贴附于气管壁，症状可暂时缓解，但由于其能随呼吸气流在呼吸道内上下活动，患者仍不时发生呛咳。当异物随气流向上撞击声门下区时，可产生拍击声。有时异物随气流上冲于声门或喉室时可产生程度不一的呼吸困难，甚至可因窒息而死亡。气道内异物使气道变窄，因此可产生哮鸣音。患者呼吸困难时，常常以手呈"V"字状地紧贴于颈部，以示痛苦和求救（图3-2）。

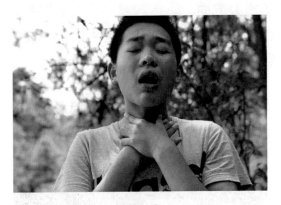

图 3-2　异物阻塞气道特殊体征

3. 气道异物的紧急处理

气道异物现场急救最为理想的办法是"腹部冲击法"，也就是美国医学会推荐的海姆立克急救法（Heimlich maneuver），简称海氏急救法。海氏急救法适用于自救，也可用于互救。这种抢救方法是利用腹部——膈肌软组织被突然的冲击，产生向上的压力，压迫两肺下部，从而驱使肺部残留空气形成一股气流，长驱直入气管，将堵塞气管、喉部的异物驱除。

（1）立位腹部冲击法：适用于意识清楚的患者。救护者站在患者身后，让患者弯腰头部前倾，以双臂环绕其腰，一手握拳，使拇指倒顶住其腹部正中线肚脐略向上方，另一手紧握该拳快速向内向上冲击，将拳头压向患者腹部（图3-3），连续6~10次，以造成人工咳嗽，驱出异物，每次冲击应是独立，有力的动作，注意施力方向，防止胸部和腹内脏器损伤。身边没有急救人员的情况下，患者也可以使用立位腹部冲击法进行自救（图3-4）

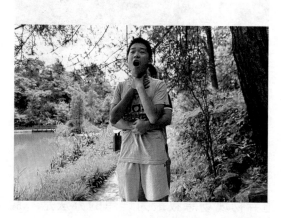

图3-3　立位腹部冲击法

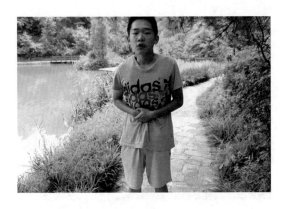

图3-4 气道异物腹部冲击自救法

（2）卧位腹部冲击法：适用于意识不清的患者，也可用于抢救者身体矮小的患者。将患者置于仰卧位，使头后仰，开放气道。急救者双膝骑跨跪在患者两大腿旁，以一手的掌根平放在患者肚脐偏上方，不能冲击剑突。另一手直接放在第一只手背上，两手重叠，一起快速向内向上冲击伤病者的腹部，连续6~10次，检查异物是否排出在口腔内，若在口腔内，用手取异物法取出，若无可反复多次冲击（图3-5）。

（3）儿童急救法：让患儿俯卧在两腿间，头低脚高，然后用手掌适当用力在患儿的两肩胛骨间拍击4次。拍背不见效，可让患儿背贴于救护者的腿上，然后救护者用两手食指和中指用力向后、向上挤压患儿中上腹部，压后即放松，可重复几次。或使用催吐法，用手指伸进口腔，刺激舌根催吐，此法适用于较靠近喉部的气管异物。若上述方法未能奏效，则应立即将

133

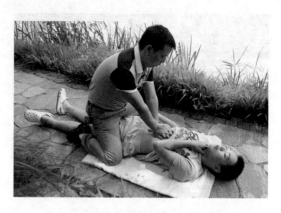

图3-5 卧位腹部冲击法

患者送医院急救，在喉镜或气管镜下取出异物，切不可拖延。呼吸停止的即给予口对口人工呼吸，以期为抢救争取时间。

（4）有些较小的异物呛入气管后，患者一阵呛咳后，并没有咳出任何异物，却很快平静下来，说明异物已进入支气管内，应尽早去医院检查，必要时在气管镜下取出异物。

（5）对引起心跳呼吸骤停的严重患者，异物排出，要立刻进行心肺复苏急救。

134

十六、急性酒精中毒

急性酒精中毒是指一次大量饮酒引起的急性中毒。很多人把喝不喝酒、喝多少酒与是否诚信、是否讲义气、是否有能力联系起来，这是我国酒精中毒屡屡发生的重要原因之一。

1. 饮酒常识

（1）饮酒后的酒精约20％在胃内吸收，80％在十二指肠及小肠吸收。

（2）酒精吸收后在体内的代谢主要分为三步：在人体内代谢酶作用下，乙醇首先转化为乙醛，乙醛氧化后生成乙酸，最后乙酸代谢分解为二氧化碳和水。其中乙醛可刺激肾上腺素等的分泌，此时患者表现为面色潮红、心跳加快等。

（3）醉酒的发生与胃内有无食物（空腹者吸收快）、是否食入了脂肪性食物（脂肪性食物可减慢酒精的吸收）、胃肠功能好坏（胃肠功能好的吸收迅速）、人体处理酒精的能力（能迅速将乙醇转化为乙酸的不易中毒）等因素有关。

（4）酒精具有直接的神经系统毒性、心脏毒性和肝脏毒性，因此中毒后患者具有一系列神经系统异常表现，甚至发生昏迷及休克，此外还可发生心脏病、低血糖和代谢性酸中毒。

135

2. 急性酒精中毒有哪些表现

中毒的严重程度与患者的饮酒速度、饮酒量、血中酒精浓度以及个体耐受性有关。

（1）兴奋：轻症患者饮酒后发生精神异常状态，如话多、易怒，面色潮红或苍白、眼部充血、心率加快、头昏、头痛等。

（2）共济失调：随着病情进展，患者出现步态不稳、动作笨拙、言语含糊、语无伦次、视物模糊及重影，并可有恶心、呕吐等。

（3）昏睡：重症中毒患者呈昏睡状态、面色苍白、口唇青紫、皮肤湿冷、体温下降、呼吸浅表、瞳孔扩大。

（4）严重者陷入深昏迷、血压下降、呼吸缓慢、心率加快，直至衰竭死亡。

3. 急性酒精中毒的危害

（1）窒息：酒精中毒昏迷者失去了自我防护功能，如果处于仰卧位或呕吐物堵塞呼吸道，就可导致窒息缺氧死亡。

（2）诱发心脏病：酒精可诱发冠状动脉痉挛及恶性心律失常，进而导致心源性猝死的发生。

（3）诱发脑出血：酒精可兴奋交感神经，造成血压急剧升高，进而导致脑出血死亡。

（4）其他：酒精可以诱发胰腺炎、低血糖昏迷、代谢紊乱等，这些都和患者死亡有关。

4. 急性酒精中毒如何急救

（1）大量饮酒后如果出现不适感，应立即反复催吐，这是防止酒精中毒最有效的措施，可以大大减轻患者的痛苦和伤害，起到事半功倍的效果。但是如果饮酒超过 1 小时，洗胃效果将大大下降，因为饮入的酒精大多数在 1 小时内被吸收。

（2）轻症中毒患者无需治疗，可以适当吃一些含糖较多的食品如苹果、香蕉、柑桔、蜂蜜等，以及富含维生素 C 及 B 族维生素的食品，同时鼓励患者多饮水，以促进排尿。对于躁动者可以适当加以约束，重点保护其头面部，以免碰伤。

（3）对于昏睡和昏迷的患者，以及有心血管疾病的患者，应该送其去医院检查治疗。在到达医院前要让患者侧卧位，并注意保持患者呼吸道通畅。

（4）酒精中毒患者在睡眠时可能因呕吐窒息死亡，类似的悲剧不胜枚举。

（5）民间解酒的方法很多，但在医学上未经证实，使用要慎重。

十七、小心食物也中毒

1. 四季豆中毒

四季豆又名菜豆，俗称芸豆，是全国普遍食用的蔬菜。一般不引起中毒，但食用没有充分加热、彻底熟透的豆角就会中毒。

（1）四季豆中毒的原因

四季豆中毒多发生在集体饭堂，主要原因是锅小加工量大，翻炒不均，受热不匀，不易把四季豆烧透焖熟；有的厨师喜欢把四季豆先在开水中焯一下然后再用油炒，误认为两次加热就保险了，实际上哪一次加热都不彻底，最后还是没把毒素破坏掉；有的厨师贪图四季豆颜色好看，没有把四季豆加热透。

集体饭堂和餐饮单位禁止购买、烹调、销售四季豆，防止因加工烹调四季豆不当引起的集体性食物中毒事件的发生。

（2）四季豆中毒的表现

四季豆中毒的发病潜伏期为数十分钟至数小时，一般不超过 5 小时。主要为恶心、呕吐、腹痛、腹泻等胃肠炎症状，同时伴有头痛、头晕、出冷汗等神经系统症状。有时四肢麻木、胃烧灼感、心慌和背痛等。病程一般为数小时或 1 ~ 2 天，愈后良好。若中毒较深，则需送医院治疗。

（3）四季豆中毒的处理

通常吐泻之后很快自愈，若中毒较深，则需送医院治疗。

2. 鱼胆中毒

鱼胆中毒是指食用鱼胆而引起的一种急性中毒，中毒原因多为过于相信鱼胆的药理作用而食用，因而引起急性鱼胆中毒。日常吃的青鱼、草鱼、鲤鱼、鲢鱼等，其鱼胆都有一定的毒性。鱼胆的毒性主要为胆汁成分对人体细胞的损害作用。鱼胆不论生食或熟食，都可以引起中毒，中毒量与鱼胆的胆汁多少有关。鱼胆虽然是一味中药（《证治准绳》记载"鱼胆有清热解毒，清肝明目的功效"），但药用的鱼胆、蛇胆等都经过精心焙制，不是直接入药的，所有的鱼胆都不能直接吃。

（1）鱼胆中毒的表现

有恶心、呕吐、腹痛、腹泻等；呕吐较重，多者每日可达 30 次以上，吐出食物甚至胆汁，有时可带血。腹痛多为阵发，位在上腹部，并不太重。腹泻较轻，呈不消化便。严重者可有神经麻痹、昏迷、抽搐。

（2）鱼胆中毒急救

目前对鱼胆中毒尚无特效的解毒药物，故应注重宣传，教育广大群众认识到鱼胆有毒，切勿进食。特别是在某些传说"鱼胆能治病"的地区，更应加强不能食鱼胆的宣传工作，尽可能避免鱼胆中毒的发生。

由于鱼胆中毒尚无特殊的解毒疗法，病情的发展又可能导致多个器官的功能衰竭，招致患者死亡，故发生鱼胆中毒时，以赶紧送医院就医为妥。

3. 河豚鱼中毒

河豚鱼产于沿海及长江下游，有很多品种，每种含毒多少及部位不完全一样。一般地说，河豚鱼的毒素主要在卵巢、肝脏，其次为肾、皮肤、眼、鳃和血液，个别种类的肠、精囊和肌肉亦有毒。河豚鱼的有毒成分主要是河豚毒素，其毒性比氰化钾大 1000 余倍。河豚在煮沸 2 小时，毒性尚有一半，需 100℃加热

139

4 小时方能被全部破坏。

毒素对胃肠道有局部刺激作用，被吸收后迅速作用于神经，使神经末梢和神经中枢传导发生障碍，最后使脑干的呼吸循环中枢麻痹。

（1）河豚鱼中毒表现

一般在食后半小时至 3 小时发病，首先出现胃部不适，恶心，呕吐，腹痛及腹泻；常伴全身不适，口唇，舌尖发麻或刺痛，四肢麻木无力、身体摇摆、走路困难；严重者全身麻痹瘫痪、有语言障碍、呼吸困难、血压下降、昏迷；最后呼吸困难，往往在数小时内死于呼吸衰竭（最快的 10 分钟内死亡，迟则 4 ~6 小时死亡）。

（2）河豚鱼中毒后如何急救

河豚毒素发作时间是很快的，没有什么潜伏期，所以，一旦发作，就必须快速施救，不然会造成生命危险。立即进行催吐，让患者把吃进肚子里的河豚都全部吐掉，可以通过喝肥皂水，刺激喉咙等方式，诱导剧烈呕吐。迅速送医院洗胃和呼吸支持抢救，洗胃可以进一步清除残留的有毒食物残渣，减少毒素的吸收。由于河豚毒素毒性很强，故一旦发现个别人中毒，应将同批进食的其他人列为观察抢救对象。

4. 蘑菇中毒

毒蘑菇（毒菌）在中国的种类多，分布也广泛，资源丰富。在广大山区农村和乡镇，误食毒蘑菇中毒的事例比较普遍，几乎每年都有严重中毒致死的报告。曾经被作为多发性食物中毒的原因之一。因此，长期以来鉴别毒蘑菇是人们十分关心的事。有关方面曾做了大量的科普知识宣传工作，但误食中毒者仍屡有发生。

（1）误食中毒的原因

由于许多毒蘑菇和食用菌的宏观特征没有明显区别，甚至非常相似，而且至今还没有找到快速可靠的毒蘑菇鉴别方法，有时连专家也需要借助显微镜等工具才能准确辨别，因而一般人就很容易会误食毒蘑菇中毒了。食用者一次食用过多的菌类，肠胃不适应。野生菌没有完全熟透。部分野生菌种类只有熟透时才可食用，未熟透时它会带有一定的毒性。

（2）蘑菇中毒后表现

胃肠炎型：这是最常见的中毒类型。中毒潜伏期较短，一般多在食后 10 分钟 ~6 小时发病。主要表现为急性恶心、呕吐、腹痛、水样腹泻、或伴有头昏、头痛、全身乏力。一般病程短、恢复较快，预后较好，死亡者很少。

神经精神型：表现为神经兴奋，神经抑制、精神错乱，以及各种幻觉反应，易被误为急性精神分裂症。

溶血型：除了有恶心呕吐、腹痛或头痛、烦躁不安外，由于毒素大量破坏红血球而迅速出现溶血症状。可因肝脏、肾脏严重受损及心力衰竭而导致死亡。

141

肝脏损害型：这是引起毒蘑菇中毒死亡的主要类型，发生急性肝坏死，白毒伞中毒就属于这一类型。

（3）蘑菇中毒后如何急救

立即进行催吐，可以通过喝肥皂水，刺激喉咙等方式，诱导剧烈呕吐；迅速送医院洗胃，可以进一步清除残留的有毒食物残渣，减少毒素的吸收；对同批进食的其他人进行观察抢救。

5. 马铃薯中毒

马铃薯别称地蛋、洋芋、土豆等。急性发芽马铃薯中毒一般在食后数十分钟至数小时发病，尤其以春末夏初季节常见。马铃薯的毒性成分为龙葵素，其含量会随储藏条件和部位的不同而有所不同。当储藏马铃薯不当，导致马铃薯发芽或变为黑绿色时，其中的龙葵素含量会大大增加。烹调时如未能除去或破坏龙葵素，食后即可能发生中毒。

（1）马铃薯中毒后的表现

轻症：口腔内有烧灼和痒感，畏光、头痛、头晕、发热、呕吐、腹痛、腹泻等症状，轻者1~2天自愈。

重症：出现脱水、血压下降、烦躁不安、抽搐、昏迷、呼吸困难，严重者因呼吸中枢麻痹而死亡。

（2）马铃薯中毒后如何急救

立即进行催吐，可以通过喝肥皂水，刺激喉咙等方式，诱导剧烈呕吐；多饮白开水或糖水，也可喝浓茶或醋以分解龙葵素；严重者迅速送医院洗胃，可以进一步清除残留的有毒食物残渣，减少毒素的吸收；对同批进食的其他人进行严密观察。

十八、哪些药物容易误服中毒

药物是用来预防、治疗和诊断疾病的一种武器，而每种药物在临床上的作用又是多方面的，既有治疗作用，又有副作用与毒性反应。反应比较轻微，不影响治疗的，医学上称为副作用；而反应比较严重，能损害机体组织，影响治疗甚至危及患者生命的称为毒性反应。

药物中毒是指用药剂量超过极量而引起的中毒。误服或服药过量以及药物滥用均可引起药物中毒。常见的致中毒药物有西药、中药和农药。各国引起药物中毒的药物基本类似，如镇静催眠药、解热镇痛药、抗生素等。由于机体对药物毒性的敏感性差别很大，可表现出不同程度的中毒症状。

1. 常见的西药中毒

（1）镇静催眠药中毒：如安定类、巴比妥类，表现为嗜睡、头晕、言语含糊不清、意识模糊、共济失调；由嗜睡到深昏迷；心血管功能由低血压到休克；呼吸抑制由呼吸浅而慢到呼吸停止而威胁生命。

（2）解热镇痛药中毒：如 APC、氨基比林、扑热息痛、阿司匹林等，主要是中枢神经系统症状、全身

143

性代谢紊乱和多系统功能损害表现，出现恶心、呕吐、烦躁不安、抽搐、昏迷、呼吸和循环衰竭。

（3）抗生素中毒：各种抗生素口服后均可引起不同程度的胃肠道症状，如恶心、呕吐、食欲不振、腹痛、腹泻、菌群失调、肠炎等。四环素、红霉素、氯霉素等较突出。

2. 常见的中药中毒

中药指的是中国传统中医特有药物。人们对于中药普遍存在着这样的认知：中药无毒副作用，可当补药长期服用。但有些中药不宜长期服以免中毒。

（1）朱砂：朱砂有安神镇静、清心解毒之功效，是历代中医治疗心悸心慌、失眠癫狂的药品之一。同时，许多著名的中成药中也含有朱砂，如朱砂安神丸、天王补心丹等。但此类药物若长期或超量服用，会对消化系统、心血管、泌尿系统等造成一定危害，表现恶心、呕吐、吐出物掺有血性黏液，口内有金属味、口腔黏膜有充血、坏死、齿龈肿胀、溃烂，严重时可出现肾脏损害。

144

（2）雄黄：雄黄主要成分是二硫化砷，氧化后会生成三氧化二砷，即砒霜。砒霜进入人体后，会破坏某些细胞的呼吸酶，使组织细胞不能获得氧气而死亡。常用复方制剂有牛黄解毒片、安宫牛黄丸、牛黄清心丸等，如长期大量服用，会造成雄黄中含砷成分的积蓄，从而引起肝、肾、造血系统等多脏器损害。

（3）乌头：乌头类药物属温经通阳之品，常用来治疗痹证。乌头类药物中毒一般在服药后 10 分钟至 3 小时内出现症状。药物中毒后可能出现阵发性抽搐、肌肉强直、身体发硬、牙关紧闭、大小便失禁、呼吸困难，甚至出现窒息，死亡。

3. 药物中毒后如何急救

立即进行催吐；严重者迅速送医院洗胃以彻底清除胃内残留物；如有昏迷，要将患者的头部偏向一侧，或者采取侧卧位，以免呕吐物呛到气管，注意必须及时清除口内的异物；有呼吸抑制者立即进行人工呼吸；对心跳停止的患者，立即进行心肺复苏。

十九、警惕有毒有害气体

1. "沉默的杀手"——一氧化碳

一氧化碳吸入体内，与血液中的血红蛋白结合成碳氧血红蛋白后就很难分开，致使组织缺氧、损害，称为一氧化碳中毒。

因为一氧化碳是无色、无味的气体，有"沉默的杀手"之称。

（1）生活中有哪些情况可能会发生一氧化碳中毒

凡是含碳物质如煤、油、木材等在不充分燃烧时均可产生一氧化碳，如通风不好，均可造成一氧化碳中毒。

145

1）通风不好的情况下使用煤火取暖。

2）通风不好的情况下使用土暖气取暖。

3）门窗关闭情况下，屋内使用小煤炉、炭盆、铁桶等器具取暖。

4）呆在车库里面的汽车内连续开启发动机。

5）在狭小的空间内使用柴油机或汽油机，如巷道、井、洞子等。

（2）一氧化碳中毒有哪些表现

一氧化碳中毒时患者最初感觉为头痛、头昏、恶心、呕吐、软弱无力，当他意识到中毒时，常挣扎下床开门、开窗，但往往为时已晚，很少有人能打开门，随后患者迅速发生抽搐、昏迷，两颊、前胸皮肤及口唇呈樱桃红色，如救治不及时，可迅速死亡。

1）轻型：中毒时间短，血液中碳氧血红蛋白为10％～20％。表现为中毒的早期症状，头痛眩晕、心悸、恶心、呕吐、四肢无力，甚至出现短暂的昏厥，一般神志尚清醒，吸入新鲜空气，脱离中毒环境后，症状迅速消失，一般不留后遗症。

2）中型：中毒时间稍长，血液中碳氧血红蛋白占30％～40％，在轻型症状的基础上，可出现虚脱或昏迷。皮肤和黏膜呈现煤气中毒特有的樱桃红色。如抢救及时，可迅速清醒，数天内完全恢复，一般无后遗症状。

3）重型：发现时间过晚，吸入一氧化碳过多，或在短时间内吸入高浓度的一氧化碳，血液碳氧血红蛋白浓度常在50％以上，患者呈现深度昏迷，各种反射消失，大小便失禁，四肢厥冷，血压下降，呼吸急促，会很快死亡。一般昏迷时间越长，预后越严重，常留有痴呆、记忆力和理解力减退、肢体瘫痪等后遗症。

（3）一氧化碳中毒如何急救

1）注意观察现场环境，排除隐患，确认安全。

2）立即打开窗户，将患者移到通风良好，空气新鲜的地方，注意保暖。

3）清除口鼻分泌物，松解衣扣，保持呼吸道通畅，如发现呼吸心跳停止，应立即行心肺复苏。

4）将患者的头部偏向一侧，或者采取侧卧位，以免呕吐物呛到气管。

5）如有条件立即吸氧，并尽快送医院抢救，高压氧治疗对一氧化碳中毒是最有效的方法。

2. "沉默的杀手"——二氧化碳

一些设计不合理的地下贮藏室、防空洞等由于通风条件差，其空气成分与外界大气成分有很大差别。离地面越远、通风越差，加上其中的贮藏物发生腐烂时，其气体成分、比例将发生极大改变，氧气含量显著降低；二氧化碳含量增高；其他有毒气体的产生。人若进入氧含量下降、二氧化碳含量增高的地下建筑内就可能引起缺氧窒息，如果里面还含有其他有毒气体，则危害更大。

147

在农村，冬季多在菜窖里储存蔬菜，因窖内通风太差，缺氧，二氧化碳蓄积。刚打开窖门，人立即下窖内即会发生窒息。

（1）二氧化碳窒息有哪些表现呢

一般表现为头晕、头痛、耳鸣、眼花、四肢软弱无力，相继有恶心、呕吐、心慌、气短、呼吸逐渐急促，变得快而浅。随着缺氧的加重，意识逐渐模糊，全身皮肤、嘴唇、指甲处呈现明显的青紫，血压下降，瞳孔散大，患者陷入昏迷状态，最后缺氧窒息而死亡。

（2）地下建筑内窒息如何急救

1）发现窖内有人昏迷时，首先要想到窖内可能有有毒有害气体。

2）现场未建立有效通风或没有安全防护用具一定不能盲目进入，否则既救不了别人，又害了自己。

3）立即打开窖的通风口或用电风扇向里吹风。还可点燃一支蜡烛或油灯，用绳索吊至窖内深处，如灯自熄，说明窖内仍缺氧，急救人员还应继续通风。如灯火未熄，立即下窖救人。

4）现场未进行有效通风时，专业的急救人员佩戴好安全防护用具后，才能进入现场。

5）将患者移到空气新鲜的地方，松解衣服，将患者的头部偏向一侧，或者采取侧卧位，及时清除口内的异物以免呛到气管；呼吸心跳停止则立即进行心肺复苏，拨打急救电话，启动急救系统。

6）救援者本人进入地下建筑内后，若感到头晕、眼花、心慌、呼吸困难等症状，立即返回，以免中毒。即使佩戴防毒面具，也应严格计算时间，切勿大意。

3. 天然气中毒

天然气的主要成分是甲烷、乙烷、丙烷及丁烷等低分子量的烷烃，还含有少量的硫化氢、二氧化碳、氢、氮等气体。常用的天然气含甲烷85％以上。常因漏气、火灾、爆炸而中毒。

（1）天然气中毒有哪些表现

主要为窒息，若天然气同时含有硫化氢则毒性增加。早期有头晕、头痛、恶心、呕吐、乏力等，严重者出现直视、昏迷、呼吸困难、四肢强直等。

（2）天然气中毒如何急救

1）注意观察现场环境，确认安全。

2）立即打开窗户。

3）环境安全后将患者移到空气新鲜的地方，松解衣服，如有条件立即吸氧。

4）尽快送医院抢救。

5）如有昏迷，要将患者的头部偏向一侧，或者采取侧卧位，以免呕吐物呛到气管，注意必须及时清除口内的异物；有呼吸抑制者立即进行人工呼吸；对心跳停止的患者，立即进行心肺复苏。

4. 液化石油气中毒

液化石油气的主要成分为丙烷、丙烯、丁烷、丁

149

烯，组成液化石油气的全体碳氢化合物均有较强的麻醉作用。

急救：参考天然气中毒。

5. 瓦斯中毒

主要成分是烷烃，其中甲烷占绝大多数，另有少量的乙烷、丙烷和丁烷。

急救：参考天然气中毒。

6. 氯气中毒

氯是一种黄绿色具有强烈刺激性味的气体，并有窒息臭味，许多工业和农药生产上都离不开氯。氯对人体的危害主要表现在对上呼吸道黏膜的强烈刺激，可引起呼吸道烧伤，急性肺水肿等，从而引发肺和心脏功能急性衰竭。

（1）急性氯气中毒有哪些表现：首先出现明显的上呼吸道黏膜刺激症状，剧烈的咳嗽、吐痰、咽喉疼痛发辣、呼吸急促困难、颜面青紫、气喘。中毒继续加重，造成肺泡水肿，引起急性肺水肿，全身情况也趋衰竭。吸入高浓度的氯气，如每升空气中氯的含量超过 2~3mg 时，即可出现严重症状：呼吸困难、紫绀、心力衰竭，患者很快因呼吸中枢麻痹而致死，往往仅数分钟至 1 小时。

（2）急性氯气中毒如何急救

1）注意观察现场环境，确认安全。

150

2）立即通风。

3）环境安全后将患者移到空气新鲜的地方，松解衣服，如有条件立即吸氧。

4）尽快送医院抢救。

5）如有昏迷，要将患者的头部偏向一侧，或者采取侧卧位，以免呕吐物呛到气管，注意必须及时清除口内的异物；有呼吸抑制者立即进行人工呼吸；对心跳停止的患者，立即进行心肺复苏。

二十、农药中毒

农药可分为杀虫剂、杀菌剂、杀螨剂、杀线虫剂、杀鼠剂、除草剂、脱叶剂、植物生长调节剂等。常见的如有机磷农药中毒、百草枯中毒、毒鼠强中毒等。农药中毒后常常出现恶心、呕吐、头晕、呼吸困难、抽搐、昏迷等一系列症状。

1. 农药中毒是怎么发生的

（1）经口进入：误服或主动口服（见于轻生者），或进食喷洒过农药不久的食物。口服毒物后多在10分钟至2小时内发病。

（2）经皮肤及黏膜进入：多见于热天喷洒农药及检修施药工具时，由于皮肤出汗及毛孔扩张，加之农药多为脂溶性，故容易通过皮肤及黏膜吸收进入体内；经皮肤吸收发生的中毒，一般在接触有机磷农药后数小时至6天内发病。

（3）经呼吸道进入：在喷洒农药或配药时，空气中的有机磷随呼吸进入体内。

2. 如何判断患者发生了农药中毒

（1）有农药接触史。

（2）根据呕吐物或呼出气体的特殊农药气味。

（3）患者突然发生的恶心、呕吐、头晕、呼吸困难、抽搐、昏迷等一系列中毒症状。

3. 农药中毒后如何急救

（1）迅速脱离中毒环境，脱去污染衣物，尽早用大量温清水清洗皮肤。

（2）清理呕吐物、保持呼吸道通畅。

（3）立即采取催吐、洗胃等措施尽早将毒物排除。经口误服百草枯农药后在现场应立即服肥皂水，既可引吐，又可促进百草枯失活。白陶土（30%）或皂土可吸收百草枯，但必须在1小时内服用疗效才较好，若无白陶土（又称漂白土）或皂土亦可用普通粘土用纱布过滤后，服用泥浆水（每100g白陶土或皂土可吸附百草枯约6g）。

（4）抽搐者用筷子或者小木条撬开嘴巴防止舌头咬伤。

（5）及时拨打120急救电话，呼吸心跳停止者进行心肺复苏，及时快速送医院抢救。

4. 如何预防农药中毒

（1）在喷洒药物之前，必须先把所有食物、水源、碗柜密封，最好在人们进餐之后使用，避免污染，而且要将药罐置于儿童接触不到的位置。

（2）夏季避免在中午高温时洒农药，每次喷药时间不应超过3小时。在喷洒剧毒农药时应穿戴长裤、长褂、手套、口罩等，喷洒农药后要及时脱去衣裤，并及时洗手、洗澡，用肥皂水洗全身。

（3）配制和喷洒过程中，一定要按规程操作，不要随意使用高、剧毒混配农药，以免增加毒性。

（4）如果发现家人或小孩有头晕恶心、视力模糊、皮肤刺痛等症状，应当及时离开使用过杀虫剂的环境，严重的要及时送到医院治疗。由于杀虫气雾剂属于压力包装，因此要避免猛烈撞击以及高温环境。

（5）另外，不要将其对着火源喷射，以免发生危险。

（6）农药是有毒品，必须存放安全（如专门的箱柜里），农药容器上要有明显的标签。随意的摆放可能导致误服农药中毒，尤其是小孩。

153

第四章

远离传染病

一、人类最可怕的瘟疫——霍乱

霍乱是由霍乱弧菌引起的急性肠道传染病，具有发病急、传播快、波及面广的特点，是《中华人民共和国传染病防治法》规定的两种甲类传染病之一，也是《国际卫生检疫条例》规定国际检疫的三种传染病之一。

霍乱弧菌感染多数情况只造成轻度腹泻或根本没有症状，典型的症状表现为剧烈的无痛性水样腹泻，每日大便数次甚至难以计数，如果治疗不及时，会引起严重脱水导致死亡。近几十年来，由于医学技术的提高，霍乱病死率已降至1%左右，但对于老、幼及孕妇预后较差。

1. 霍乱流行情况

人群普遍对霍乱弧菌易感，胃酸缺乏者尤其易感。霍乱曾是最可怕瘟疫之一。19世纪初至今已引起7次世界性大流行。1817～1923年的百余年间，在亚、非、欧、美、澳等发生的六次世界性霍乱大流行，给人类带来巨大的灾难。20世纪90年代以来，霍乱患者数量呈现上升趋势，世界卫生组织称它是对全球的永久威胁。在我国，霍乱的流行时间为3～11月份，其中6～9月份是流行高峰。

2. 霍乱是怎么传染的

霍乱患者或带菌者是霍乱的传染源。霍乱可通过饮用或食用被霍乱弧菌传染而又未经消毒处理的水或食物和接触霍乱患者、带菌者排泄物污染的手和物品以及食用经苍蝇污染过的食物等途径传播。

霍乱的潜伏期数小时至5天，通常2～3天。粪便阳性期间有传染性，通常至恢复后几天。

3. 如何发现自己感染霍乱

有腹泻症状，尤其是剧烈的无痛性水样腹泻，应马上到医院就诊，并做霍乱弧菌的培养检查。与霍乱感染者一起就餐或密切接触的人也应采集粪便或肛拭检查，以确定是否感染。在霍乱疫区内或近日去过霍乱疫区，出现腹泻，应及时到医院就诊并留粪便作霍乱细菌学检查。

4. 感染霍乱后为什么要隔离

霍乱传染性很强，一旦发现感染霍乱，无论是轻型还是带菌者，均应隔离治疗。霍乱症状消失，停服抗菌药物后，连续两天粪便培养未检出霍乱弧菌者才可解除隔离。

感染霍乱后，不接受隔离治疗，属于违反《中华人民共和国传染病防治法》的行为，另外患者和带菌者要配合疾病预防控制中心工作人员做好流行病学调查、密切接触者的采样、家里疫点的消毒等工作。

5. 如何预防霍乱

预防霍乱的方法主要是管好一张口，预防病从口入。

（1）注意个人卫生，饭前便后洗手。

（2）注意食品卫生，生熟食品要分开，隔餐食物要热透。

（3）霍乱多因不洁海鲜食品引起，因此在食用海产品时要煮熟。

（4）在我国，霍乱病发高峰期在夏季，尤其要避免到卫生条件比较差的餐馆就餐。

（5）出现症状，立即就诊。

二、洁身自好，远离艾滋病

艾滋病是一种病死率很高的严重传染病，它的医学全称是"获得性免疫缺陷综合征（简称 AIDS）"。艾滋病是《中华人民共和国传染病防治法》规定的 26 种乙类传染病之一。

艾滋病是一种由人类免疫缺乏病毒（简称 HIV）的反转录病毒感染后，因免疫系统受到破坏，逐渐成为许多伺机性疾病的攻击目标，促成多种临床症状，统称为综合征，而非单纯的一种疾病，而这种综合征可通过直接接触黏膜组织的口腔、生殖器、肛门等或带有病毒的血液、精液、阴道分泌液、乳汁而传染。

艾滋病病毒进入人体后的繁殖需要一定的时间。在开始阶段，感染者的免疫功能还没有受到严重破坏，因而没有明显的症状，我们把这样的人称为艾滋病病毒感染者。当感染者的免疫功能被破坏到一定程度后，其他病菌就会乘虚而入，这时，感染者就成为艾滋病患者了。从艾滋病病毒感染者发展到艾滋病患者可由数月至数年，一般为 8 ~ 10 年，最长可达 19 年。

1. 艾滋病有哪些症状

一个健康人从感染上艾滋病毒到死亡，一般分为三个阶段。

第一阶段称为 HIV 急性感染期，感染后，少部分感染者会出现类似流行性感冒的症状，如发热、咽喉炎、皮疹、淋巴结肿大等，一般持续约两周自行消退。此期感染者具有传染性。

第二个阶段称为无症状感染期，约占从感染到死亡整个过程的 80％时间，这时的患者被称为艾滋病病毒携带者，表面上与正常人没有区别，只是其体内的免疫系统正在与病毒进行着无形的斗争，艾滋病病毒

157

每天都摧毁大量的免疫细胞，而骨髓则通过加速生成新的细胞来加以补偿，但是，新细胞的补充速度总是赶不上细胞损失的速度。无症状期持续的时间可长可短，少则为数月，多则十余年，其长短与感染途径密切相关，一般情况下，经血感染者（主要为非法采血与共用注射器）较短，性交感染者稍长。这时的艾滋病病毒抗体阳性检出率几乎达100%，具有传染性。

第三个阶段就是艾滋病期。当感染者体内的免疫细胞已无法与艾滋病病毒抗衡时，就标志着进入艾滋病病毒感染的最后阶段，这时，感染者被称为艾滋病患者，他们非常容易受到其他疾病的感染，一些平时很普通的疾病如感冒、肺炎等，都会对患者的生命产生威胁，一般在一到两年内死亡。此期艾滋病病毒抗体阳性，具有传染性。

2. 艾滋病是怎样进行传播的，如何预防

艾滋病病毒主要存在于感染者的血液、精液、阴道分泌物、乳汁中。以下四种情况会导致艾滋病病毒感染。

（1）性行为传播：无论是发达国家还是发展中国家，性交都是艾滋病病毒传播的主要途径。男性传染给男性的危险度最高，其后依次为男传女、女传男、女传女，而在不同的性行为中，肛交具有最大的传染危险，然后是无保护的阴道交、口交、手淫。

因此，洁身自好，安全的性行为是预防艾滋病病

毒感染主要方法。

（2）吸毒者静脉注射传播：吸毒者常常共用针管、针头。如果其中有一人感染艾滋病病毒，注射器就会被污染，那么艾滋病病毒就会通过针具传染给其他吸毒者。

（3）母婴传播：在怀孕、生产和母乳喂养过程中，感染艾滋病病毒的母亲可能会传播给胎儿及婴儿。研究表明，婴儿在母亲子宫内被感染的几率较小，更多的则会在出生过程中由于母亲阴道内存在的病毒而被感染，另一个被感染的途径是母乳，母乳喂养可增加感染的危险性。

目前，阻断母婴传播的有效方法是在分娩前或分娩期间准确地使用药物，采用剖宫产、停止母乳喂养。

（4）输入血液及血制品传播：输入感染艾滋病病毒的血液或血制品，或人工授精、皮肤移植和器官移植等。

输血有风险，尽量避免不必要的输血。

3. 一般的日常生活接触会感染艾滋病病毒吗

日常生活接触是不会感染艾滋病病毒的，比如下面这些行为，都不会传播艾滋病病毒。

（1）与艾滋病病毒感染者握手、拥抱、抚摸、礼节性接吻。

（2）与艾滋病病毒感染者一起吃饭、喝饮料以及共用碗筷、杯子。

159

（3）与艾滋病病毒感染者一起使用公共设施，如厕所、游泳池、公共浴池、电话机、公共汽车。

（4）与艾滋病病毒感染者一起居住、劳动、共用劳动工具。

（5）购物、使用钞票。

（6）咳嗽、打喷嚏、流泪、出汗。

（7）蚊子、苍蝇、蟑螂等昆虫叮咬。

4. 感染了艾滋病病毒该怎么办

如果不幸感染了艾滋病病毒，生活和情绪可能会受到很大干扰。但是，感染了艾滋病病毒，并不等于是艾滋病病人。艾滋病病毒在体内有较长的潜伏期，感染者潜伏期内跟健康人没有什么两样，关键是要延缓发病时间。

（1）接受事实，不自暴自弃，保持心理的平衡和乐观的情绪。

（2）要将病情如实告诉自己的性伴侣，并一定要坚持安全性生活的原则，正确使用安全套，这样就不会把病毒传染给对方。

（3）除了告诉性伴侣和医生，可以不向其他任何人透露病情，只要你不与他们发生感染艾滋病病毒的高危行为就行了。法律规定，故意传播艾滋病病毒是一种犯罪行为，因此，决不能将艾滋病病毒故意传染给他人。

（4）和家人分开使用牙刷、剃须刀、指甲刀等容易弄破皮肤或黏膜的物品。

（5）不捐献血液、人体器官和精子。

（6）定期到医院检查，包括配偶及性伴侣也要定期到医院检测，接受医生指导。

（7）戒烟戒酒，适当锻炼身体，过有规律的生活。

（8）如果你的身体状况良好，完全可以继续工作。有工作、能劳动，既有利于自己的心理健康，也可保持经济的来源。

（9）要相信人类总有一天会战胜艾滋病病毒的。

三、流行性感冒

流行性感冒俗称"流感"，是由流感病毒引起的急性呼吸道传染病，是一种起病急骤，突然爆发，迅速蔓延，波及面广的急性传染病，临床特点为急起高热、乏力，全身肌肉酸痛和轻度呼吸道症状，病程短，有自限性，中年人和伴有慢性呼吸道疾病或心脏病患者易并发肺炎。流感在流行病学上最显著特点为：具有一定的季节性（我国北方流行一般均发生在冬季，而南方多发生在夏季和冬季）。

161

1．流感病毒的特点

人类的流感病毒分为甲、乙、丙三种，其中甲型流感容易引起大规模流行，乙型可引起局部地区流行，丙型只引起散发病例。流感病毒致病力强，极易变异，人群对变异后的毒株缺乏免疫力，因此全世界每年几乎都要发生流感大流行。

流感病毒在外界的抵抗力弱，在 56℃ 的条件下，30 分钟即可被灭活；在 100℃ 的条件下 1 分钟即可被灭活。流感病毒对紫外线和化学有毒剂也很敏感。

2. 流感有哪些症状

（1）流感的潜伏期大约 1~2 天，起病大多突然，全身症状较重而呼吸道症状相对较轻。开始表现为畏寒，发热，体温可高达 40℃，同时伴有头疼，全身酸疼，乏力，咽痛，部分病人可有鼻塞，喷嚏，流涕，咽干，咽痒等。上述症状一般于 3~4 天后逐渐减轻。

（2）部分患者表现为肺炎，高热不退，咳嗽严重，呼吸急促，咳黏痰或血痰，气急发绀，可伴发心力衰竭，甚至死亡。

（3）还有部分患者表现为中枢神经症状，高热不退，头昏，头痛，谵妄，甚至昏迷等。

（4）有时可见胃肠道症状，如恶心、呕吐、腹泻等。

3. 流感与普通感冒有何区别

流感和感冒虽然病症相似，但致病原因和危害程度却截然不同。

感冒是由鼻病毒、腺病毒、呼吸道合胞病毒、副流感病毒、冠状病毒等多种病原体引起的急性呼吸传染病，起病较慢，发热不很高，全身中毒症状较轻，上呼吸道卡他症状较重，由鼻病毒引起的好发于春秋季节，主要为鼻部症状（鼻涕、鼻塞、喷嚏）及咽痛，有时伴发热、头痛、咳嗽等，程度轻，一般无须用药，1周内可缓解；腺病毒引起的一年四季均可发病，多见于3岁以下的幼儿，主要症状是发热、咽扁桃体炎、支气管炎及肺炎，常合并细菌感染，血白细胞可升高。

而引起流感的罪魁祸首则是流感病毒。特点是潜伏期短，起病急骤，全身中毒症状明显，有高热、头痛、全身酸痛等，呼吸道症状较轻，血白细胞计数正常或减少，可引起严重的并发症和高死亡率。流感会引起一系列疾病，如病毒性肺炎、细菌性肺炎、心肌炎、脑膜炎等。最使人感到害怕的是它的传染性很强，它可以通过飞沫迅速传播甚至引起一个地区变成流感疫区。

4. 流感的传播特点

（1）流感患者和隐性感染者为传染源，患者从潜伏期到发病后5日内均有传染性，传染期约一周，以病初2~3天传染性最强。

（2）病毒随说话、咳嗽、喷嚏等由空气飞沫传播为主，也可通过污染的茶具、食具、毛巾等日常用品间接传播，传播的速度和广度与人口密度有关。

（3）人类对流感病毒普遍易感，与年龄、性别等都无关，而是否发病，主要与机体的免疫功能有关。

163

（4）一般以冬春季节为多，主要发生在人口密集的地方，10～15年可发生一次世界大流行，主要由甲型流感病毒出现新亚型时，人群普遍易感而发生，每2～3年可有一次小流行。

（5）人在感染流感病毒后就开始不断复制，新的流感病毒在人体内到处寻找未受到感染的细胞，重点是从喉咙到气管的这个区域。流感病毒在人体内的数量越来越多的时候，人就会出现全身中毒症状和咳嗽、鼻塞等症状。

5. 如何治疗流感

（1）一般治疗。休息，多饮水，密切观察病情变化；对高热病例可进行药物退热治疗。

（2）抗病毒治疗。

（3）病重者及时到医院就诊，以免延误病情。

6. 怎样预防流感

（1）合理地安排一些体育锻炼，可以增强体质，提高机体抵御病毒侵袭的能力。

（2）注意充分休息，保持精力充沛才有能力抵御外邪。

（3）合理安排饮食，均衡地搭配蛋白质、糖分、脂肪、矿物质、维生素等各种有助于增强体质的营养素，多补充一些富含维生素C的食物，有助于提高免疫力。另外，还要注意多饮水，因为上火后更容易招致病毒侵袭。

（4）冷暖交替比较频繁的时候，人体由于无法适应剧烈的冷暖变化，抵抗力就会下降，易于受到流感病毒的侵袭。因此人们需要根据气温的变化适时增减衣服。

（5）个人卫生对预防流感至关重要，流感病毒很容易通过手接触表面沾有病毒的物品后再接触口鼻而感染，所以保持手卫生十分重要。洗手时要用肥皂来认真清洗，双手的各个部位都要清洗干净。

（6）外出时注意戴口罩，虽说戴口罩不能起到完全阻隔病毒的作用，但就目前来说是减少被传染的最好办法之一，至少可以让我们少吸入一些空气中飘散的病毒。如果你已患了感冒，在咳嗽和打喷嚏时用纸巾捂住口鼻。

（7）流感病毒是通过空气传播的病毒，尤其在密闭的环境中更容易传播，所以流感流行期间活动场所尽量选择露天或是空气流通的地方，避免到密闭的环境中逗留，避免去人多拥挤的地方。

（8）经常开窗通风，注意保持室内空气流通，保证室内接受日光充分照射，从而降低房间内病毒的浓度，减少人与病毒接触的机会。

（9）中药预防也是不错的选择，如板兰根、金银花、野菊花开水冲泡，代茶饮，有抗病毒作用。

（10）在重点人群如年老、体弱、婴幼儿接种流感疫苗是预防流感的有效措施之一。值得提醒的是，流感疫苗并不是接种一次就可以一劳永逸，因为流感病毒几乎每年都发生变异。

温馨提示

　　流感防治不能选用抗生素。很多流感患者错误地选择抗生素来治疗，认为这样好得快。其实，抗生素的治疗对象是细菌，而流感是由流感病毒引起的，抗生素不仅不会起到治疗作用，还会增加毒副反应，有害无益。